Astrid Müller

Hormonchaos

Viele Symptome – eine Ursache

Astrid Müller

Hormonchaos

Viele Symptome – eine Ursache

Betroffene berichten

Mit Beiträgen von

Dr. med. Friedrich Douwes†,
Dr. med. Hanna Lutz-Süchting,
Dr. med. dent. Andreas Übel und
Dr. P. H. Gudrun Thielking-Wagner, M. A.

maudrich

Bibliografische Information der Deutschen Nationalbibliothek
Die Deutsche Nationalbibliothek verzeichnet diese Publikation in der Deutschen Nationalbibliografie; detaillierte bibliografische Daten sind im Internet über http://dnb.d-nb.de abrufbar.

Facultas Verlags- und Buchhandels AG, Wien, Austria

Umschlaggestaltung: Irene Rick, rickdesign Wien
Umschlagbild, S. 12–13, 40–41, 156–157: © leremy, AdobeStock;
S. 20: © VectorMine, iStock;
Lektorat: Mag. Katharina Schindl, Wien
Typografie und Satz: Florian Spielauer, Wien
Druck: Finidr, Tschechien
ISBN 978-3-99002-159-0 (Print)
ISBN 978-3-99111-708-7 (E-Pub)

Inhalt

Vorwort

Bei etlichen gesundheitlichen Beschwerden mit ungeklärter Ursache konzentriert sich die medizinische Therapie beispielsweise auf Cortison, Schmerz- und Schlafmedikation, Antidepressiva oder Entzündungshemmer. Ärzt:innen vermuten dahinter häufig psychosomatische Ursachen, und Vorschläge für einen gesünderen Lebensstil folgen. Doch ohne ursächliche Behandlung schreiten die Symptome der Betroffenen weiter voran und manifestieren sich oft sogar zu Erkrankungen. Erst nach langen Umwegen und vergeblichen Therapieversuchen zeigt sich, dass das Hormonsystem aus der Balance geraten ist.

So ist es auch mir ergangen. Als junge Frau waren mir meine Beschwerden unerklärlich und ich begann zu Entzündungen, Erschöpfung, Verdauungsbeschwerden und vielem mehr zu recherchieren. Als meine Symptome Jahre später eskalierten, zeigte sich endlich, worin sie begründet waren: Mir fehlten schlicht Hormone.

Diese Botenstoffe hatte ich bislang nicht mit chronischen Krankheiten, sondern mit Reproduktion und Sexualität in Verbindung gebracht. Ich begriff, dass sie die Grundvoraussetzung für Gesundheit sind, und lernte, welche vielfältigen Aufgaben körpereigene Hormone haben. Aus dem Mangel waren bei mir zahlreiche gesundheitliche Probleme entstanden.

Wie mir ergeht es vielen Menschen. Sie entwickeln beharrliche Symptome oder sogar Erkrankungen, die scheinbar unheilbar sind. Die Gesundheit der Betroffenen gerät völlig aus der Bahn – manchmal sogar ihr ganzes Leben, weil der Mangel an Hormonen unbehandelt bleibt.

Dieses Buch gibt von Hormonmangel Betroffenen eine Stimme. Sie erzählen ihre persönlichen Geschichten und berichten davon, wie sie ihr hormonelles Gleichgewicht wiedergefunden haben. Manche haben von Freundinnen davon erfahren, andere mittels Internet- und Buchrecherche oder zufällig in der Apotheke. Von ihren behandelnden Ärzt:innen erfuhren jedoch nur wenige davon: von der nebenwirkungsarmen Therapie mit bioidentischen Hormonen.

Dr. med. Hanna Lutz-Süchting ist Ärztin und persönlich betroffen. In ihrer Einleitung veranschaulicht sie die Bedeutung von Hormonen für unser Wohlbefinden. Dr. med. Friedrich Douwes († Dezember 2022), langjähriger Experte auf dem Gebiet der natürlichen Hormontherapie, erklärt die medizinischen Hintergründe von Hormonmangel-Erkrankungen und zeigt Möglichkeiten der Diagnostik und einer verträglichen Therapie auf.

Meinen Leser:innen wünsche ich eine inspirierende Lektüre. Möge dieses Buch Sie neugierig auf Ihren eigenen Hormonstatus machen.

Berlin, im April 2023 Astrid Müller

*****

Mit den im Buch als natürlich und bioidentisch bezeichneten Hormonen sind solche gemeint, die auf pflanzlicher Basis hergestellt werden, im Wesentlichen auf Basis der tropischen Yamswurzel. In der Literatur werden diese Hormone als bioidentisch, naturidentisch oder natürlich bezeichnet. Sie sind nicht zu verwechseln mit molekular veränderten Hormonen, welche schwere Nebenwirkungen haben.

Alle persönlichen Berichte über Therapien und Anwendungen basieren auf individuellen Erfahrungen der Erzählenden. Somit ist das Buch kein Ersatz für eine medizinische Untersuchung oder Therapie. Eine Behandlung mit natürlichen Hormonen wird von darauf spezialisierten Ärzt:innen und Therapeut:innen verordnet und professionell begleitet.

Die Namen der Erzählenden wurden – sofern gewünscht – anonymisiert. Ähnlichkeiten mit realen Personen sind somit rein zufällig.

Im Anhang sind Begriffserklärungen, Hinweise zu Therapeut:innen/Ärzt:innen für natürliche Hormontherapie sowie weiterführende Literatur und ein Stichwortverzeichnis zu finden. Für die Inhalte und die Vollständigkeit dieser Quellen sind weder der Verlag noch die Autorin verantwortlich.

Geleitwort

Bereits in den 2000ern, als die Therapie mit bioidentischen Hormonen in deutschsprachigen Fachkreisen noch nahezu unbekannt war, recherchierten Betroffene im Internet nach Alternativen zur veralteten, mit schweren Nebenwirkungen verbundenen Hormonersatztherapie. Denn Menschen mit gesundheitlichen Beschwerden suchen nach hilfreichen Informationen und tauschen ihre Erfahrungen mit anderen Betroffenen aus. Bei hormonell bedingten Erkrankungen zeigt sich das besonders deutlich.

Wem Hormone fehlten, der suchte nach einem verträglichen Hormonersatz. Auf die bioidentischen Hormone aufmerksam geworden, trugen Betroffene diese Therapieform an die behandelnden Ärzt:innen heran. So wurde die Kunde von der alternativen Hormontherapie von den Betroffenen, also von Patient:innenseite aus, angestoßen. Inzwischen sind immer mehr Menschen im deutschsprachigen Raum vom gesundheitsfördernden Nutzen dieser Therapie überzeugt.

Doch wie erkannten die Betroffenen, dass sich hinter ihren beharrlichen Beschwerden ein Hormonmangel verbarg? Bei welchen Beschwerden und Erkrankungen wirkt die natürliche Hormontherapie und welche Erfahrungen machen die Menschen damit?

In diesem Buch lässt Astrid Müller von Hormonmangel Betroffene sprechen, die ihre Erkrankungen erkannten, wirksam behandelten und damit ihr Leben positiv veränderten. Die Geschichten möchten die Leser:innen motivieren, ihre individuellen Symptome und ihren Hormonstatus unter die Lupe zu nehmen.

Ich beglückwünsche die Autorin zu diesem Buch, das eine wichtige Informations- und sogar Versorgungslücke füllt. Sie hat ihre Fachkenntnisse um persönliches Erfahrungswissen aus ihrer eigenen Erkrankung ergänzt und Letzteres zum Anlass genommen, weiter zu recherchieren. Im Laufe der Jahre erwarb sie bei ihrer Suche eine enorme Expertise zu verschiedensten Behandlungsformen, die sie anderen Menschen zugänglich machte. Ich freue mich sehr, dass dieser Fundus in ein Buch gemündet ist und Astrid Müller diese wichtige Publikation mit Geschichten von und für Menschen mit chronischen Beschwerden durch hormonelle Dysbalancen geschrieben hat. Dem Buch wünsche ich eine weite Verbreitung und allen Leser:innen viel Mut, Kraft und Anregungen für ihre eigene Gesundheit.

Potsdam, im Jänner 2023 — Gudrun Thielking-Wagner

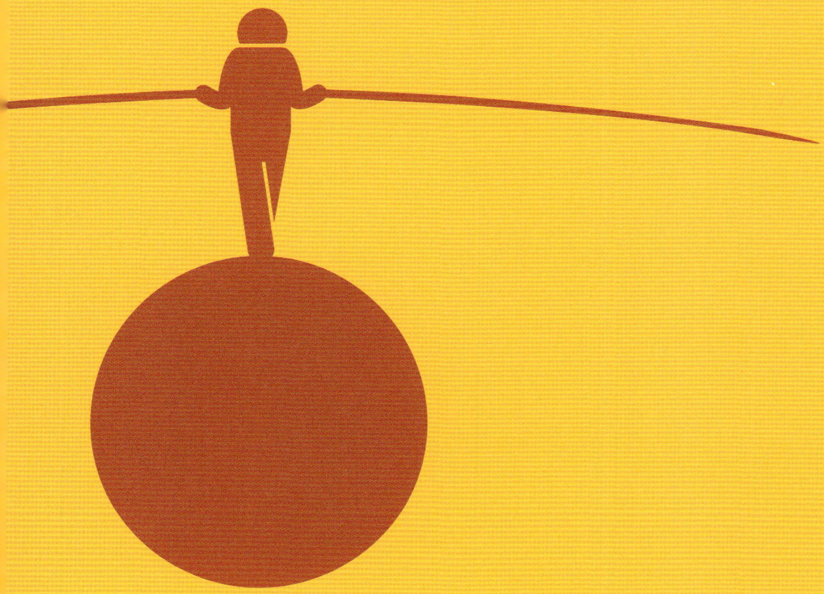

Einleitung

Hanna Lutz-Süchting

Ich bin Ärztin und praktizierende Diabetologin und war vor einigen Jahren unerwartet von einem schweren Hormonmangel betroffen. In meinem Unterleib hatten sich gutartige Geschwüre entwickelt, die nur mit einer Totaloperation, also mit der Entfernung der Gebärmutter und der Eierstöcke, behandelt werden konnten. Für mich war diese Diagnose ein Schock und mir war bewusst, dass auf den Eingriff schlagartig ein kompletter Hormonentzug folgen würde.

Wie sehr mich dieser psychisch und körperlich beeinträchtigen sollte, erfuhr ich erst, als ich es erlebte. Der Hormonmangel warf mich vollkommen aus der Bahn, entfremdete mir meinen Körper und meinen Geist. Mein gesamtes Leben war davon betroffen. Doch die inzwischen als sehr gesundheitsschädlich bekannte veraltete Hormonersatztherapie kam für mich nicht infrage. Die Alternative war eine hierzulande noch wenig verbreitete natürliche Hormontherapie auf Basis der Yamswurzel. Diese brachte mich langsam und ohne schädliche Nebenwirkungen wieder ins Gleichgewicht.

Meine persönliche Betroffenheit war eine wertvolle Erfahrung für mich und ich wollte mehr über diese Methode der Hormontherapie erfahren. Ich bildete mich zur Therapeutin für natürliche Hormontherapie weiter und behandle seitdem Menschen erfolgreich und nebenwirkungsarm mit bioidentischen Hormonen.

In meine Hormonsprechstunde kam eines Tages eine verzweifelte Frau mit Übergewicht und Diabetes, die bereits Insulin spritzen musste. Sie war in die Wechseljahre gekommen und hatte zugenommen, obwohl sie ihre Ernährungsgewohnheiten nicht verändert hatte. Nun war sie auch noch an einer Depression erkrankt.

Bei Frauen mit Diabetes besteht das Risiko, dass sie zusätzlich Depressionen entwickeln. Aufgrund des Hormonrückgangs in den Wechseljahren kann eine Diabetikerin schwermütig werden. Selbst gesunde Frauen entwickeln in dieser Lebensphase vielfältige gesundheitliche Beschwerden, so etwa Herzrhythmusstörungen, die auf einen Hormonmangel zurückzuführen sind.

Früher waren der Frau Medikamente gegen Depressionen verordnet worden. Sie hatte diese abgelehnt, denn die Antidepressiva hätten für sie eine noch größere Gewichtszunahme bedeutet. Die geschilderten Symptome und eine Blutuntersuchung wiesen auf ein erhebliches Ungleichgewicht ihrer Hormone hin. Ich riet zu einer Therapie auf Basis bioidentischer Hormone. Tatsächlich verbesserten sich dadurch das Wohlbefinden der Patientin und ihr Gesundheitszustand. Ihre Stimmung hellte sich zunehmend auf und ihre Schwermut verschwand. Sie hatte auch keine weiteren Kilos angesammelt.

„Warum ist das so?", fragte mich die erleichterte Frau. Ich erklärte ihr, dass die Funktion der Hormone im menschlichen Körper weit über die Regulierung der Fruchtbarkeit und Sexualität hinausgeht. Alle wichtigen Vorgänge im menschlichen Körper werden mithilfe von Hormonen reguliert, wie beispielsweise unsere Körpertemperatur oder die Verdauung, das Wachstum und auch unser Gefühlsleben.

Hormone gelangen überwiegend über das Blut an ihren Bestimmungsort im Körper und lösen dort Reaktionen aus. Nehmen wir zum Beispiel bei Hungergefühl Nahrung zu uns oder legen uns bei Müdigkeit schlafen, wird das Bedürfnis befriedigt und wir fühlen uns wieder im Gleichgewicht. Für den reibungslosen Ablauf unserer vielfältigen Körperfunktionen und komplexen Empfindungen ist eine Hormonbalance die Voraussetzung. Tanzt ein Hormon aus der Reihe, geraten das gesamte Hormon-Ensemble und damit unsere Gesundheit und unser Wohlbefinden ins Wanken. Hormonfehlfunktionen können uns unserer Vitalität berauben und körperliches und psychisches Unwohlsein oder sogar ernste Erkrankungen verursachen. Viele chronische Erkrankungen hängen mit einem Hormonmangel oder einer hormonellen Fehlfunktion zusammen.

Genau dort liegt auch das Problem für die betroffenen Patient:innen: Hormonmangel verursacht sehr viele Beschwerden und bleibt häufig lange Zeit unentdeckt. Nicht selten wird ohne Kenntnis der wahren Ursache behandelt. So werden etwa Psychopharmaka bei Depressionen, Schmerzmittel bei Migräne, Gelenk- und Knochenschmerzen oder Cortison bei Autoimmunerkrankungen verordnet, obwohl den Beschwerden ein Hormonmangel zugrunde liegt.

Wenn lediglich die Symptome therapiert werden und die ursächliche Behebung des Mangels ausbleibt, können ernsthafte Krankheiten entstehen. Angeborener Hormonmangel wird in der Regel gar nicht erkannt und wächst sich im Laufe des Lebens zu mannigfaltigen Symptomen und chronischen Erkrankungen aus.

Den Weg in meine Praxis finden viele Menschen erst nach etlichen Fehldiagnosen mit sogenannten Funktionsstörungen, für die sich keine Ursachen erkennen lassen. Kein Befund kann ihre Beschwerden erklären und in aller Regel werden weder ihre persönliche Befindlichkeit noch ihr Hormonstatus mit in die Diagnostik einbezogen. Lediglich im Extremfall, also bei deutlich eingeschränktem Wohlbefinden eines Menschen, spiegeln die Laborwerte seine fehlende Hormonbalance wider.

Deshalb ist es von großer Wichtigkeit, das Befinden des betroffenen Menschen zu erfragen. Bereits kleinste hormonelle Verschiebungen haben Einfluss auf die körperliche und psychische Balance und können Krankheitsgefühle und Missstimmungen hervorrufen. Schon geringe Gaben von dem naturidentischen Hormon Progesteron beispielsweise können viele Beschwerden deutlich reduzieren oder sie sogar zum Verschwinden bringen. An dieser Stelle sei auch die begleitende Behandlung mit natürlichem Progesteron bei Herzrhythmusstörungen und Autoimmunerkrankungen genannt.

Obwohl eine stetig wachsende Anzahl von Menschen im deutschsprachigen Raum an hormonell bedingten Erkrankungen leidet, ist die innovative natürliche Hormontherapie bisher wenig bekannt. In Ländern wie Frankreich und den USA ist diese Methode bereits etabliert und ihre Wirksamkeit ist mit Studienergebnissen belegt. Hierzulande erfolgt die Entwicklung langsamer, denn die natürliche Hormontherapie wird bis heute mit der veralteten Therapie auf Basis synthetischer Hormone gleichgesetzt. Da die Einnahme von synthetischen Hormonpräparaten ein gesteigertes Risiko für Krebserkrankungen, Schlaganfall oder Herzinfarkt birgt, verordnen einige Ärzt:innen diese nur ungern oder raten generell von einer Hormontherapie ab. Außerdem hat die hormonproduzierende Pharmaindustrie nur geringes Interesse, natürliche Hormone herzustellen. Die Basis, die mexikanische Yamswurzel, ist ein Naturprodukt und somit nicht patentierbar.

Natürliche Hormone weisen keine der oben angeführten Risiken auf. Die vielfältigen Behandlungsmöglichkeiten der natürlichen Hormontherapie gehen weit über die Behandlung sogenannter hormonell bedingter Frauenleiden hinaus. Mittlerweile profitieren auch vermehrt Männer mit Beschwerden wie Depressionen, Hitzewallungen, Erschöpfung oder Schlafstörungen davon. Seit nunmehr zwanzig Jahren verlangt eine beständig wachsende Zahl von Patient:innen nach einer Behandlung mit dieser verträglichen Methode.

Es ist an der Zeit, endlich eine vorurteilsfreie Basis für diese Therapieform zu finden. Nicht zuletzt, weil sie künftig bei der Behandlung von chronischen Erkrankungen eine wesentliche Rolle spielen wird.

Hintergründe von Hormonmangel-Erkrankungen

Friedrich Douwes†

Hormonmangel-Erkrankungen sind im deutschsprachigen Raum weit verbreitet und nehmen weiter zu. Viele Krankheiten, denen ein hormonelles Ungleichgewicht zugrunde liegt, werden von Ärzt:innen falsch eingeschätzt und folglich nicht an der Ursache therapiert. So gehen von Hormonmangel betroffene Menschen mitunter lange Wege, bis sie nach zahlreichen Untersuchungen und Therapien überhaupt von ihrem Hormonmangel erfahren. Die gute Nachricht ist, dass sie mit der natürlichen Hormontherapie erfolgreich und nebenwirkungsarm behandelt werden können.

Hormonelles Ungleichgewicht spielt bei vielen Frauenkrankheiten eine entscheidende Rolle:

- PMS (prämenstruelles Syndrom)
- Endometriose
- Myome
- Osteoporose
- Östrogendominanz
- Zysten in der Brust
- Beschwerden in der Menopause
- Unfruchtbarkeit

- Inkontinenz
- vaginale Trockenheit
- Libidoverlust etc.

Aber auch bei Männern in der Andropause, den männlichen Wechseljahren, die häufig mit Impotenz und Vitalitätsverlust einhergehen, ist Hormonmangel ein Thema.

Daneben sind viele andere Erkrankungen in einem direkten Zusammenhang mit hormonellem Ungleichgewicht zu sehen:

- Schilddrüsenfunktionsstörungen
- Migräne
- Schmerzzustände und Fibromyalgie
- Depressionen
- Schlaflosigkeit
- Autoimmunerkrankungen
- Erschöpfungszustände
- Herzrhythmusstörungen
- Diabetes mellitus
- Adipositas
- Metabolisches Syndrom
- ADHS (Aufmerksamkeitsdefizit-Hyperaktivitätsstörung)
- Restless-Legs-Syndrom (RLS)

Die Liste der Erkrankungen ist lang, auch wenn hier nicht alle Krankheiten und Symptome genannt werden.

Am Beispiel der Hormone Progesteron, Östrogen, Testosteron und der Vorläuferhormone DHEA und Vitamin D3 soll nun erklärt werden, welche vielfältigen Aufgaben Hormone in unserem Körper übernehmen. Die lebenswichtigen Botenstoffe sind Teamspieler, die in einem komplexen System agieren, in dem auch unsere hormonproduzierende Schilddrüse ein bedeutsamer Mitspieler ist. Wird die Balance unseres hormonellen Systems gestört, kann es zu manifesten Mangelerscheinungen und Erkrankungen kommen. Die Ursachen für Hormonmangel sind vielfältig, dazu an späterer Stelle mehr.

Frauen und Männer haben die gleichen Hormone im Körper, nur in unterschiedlichen Konzentrationen. Bei beiden Geschlechtern sorgen die Botenstoffe für ein gesundes Wachstum, lösen die Pubertät und schließlich die Geschlechtsreife aus. Geht die Hormonproduktion im Laufe des Lebens zurück, treten Frauen wie Männer in die Wechseljahre ein und es kommt zu einem altersbedingten Mangel.

Hier werden Hormone produziert

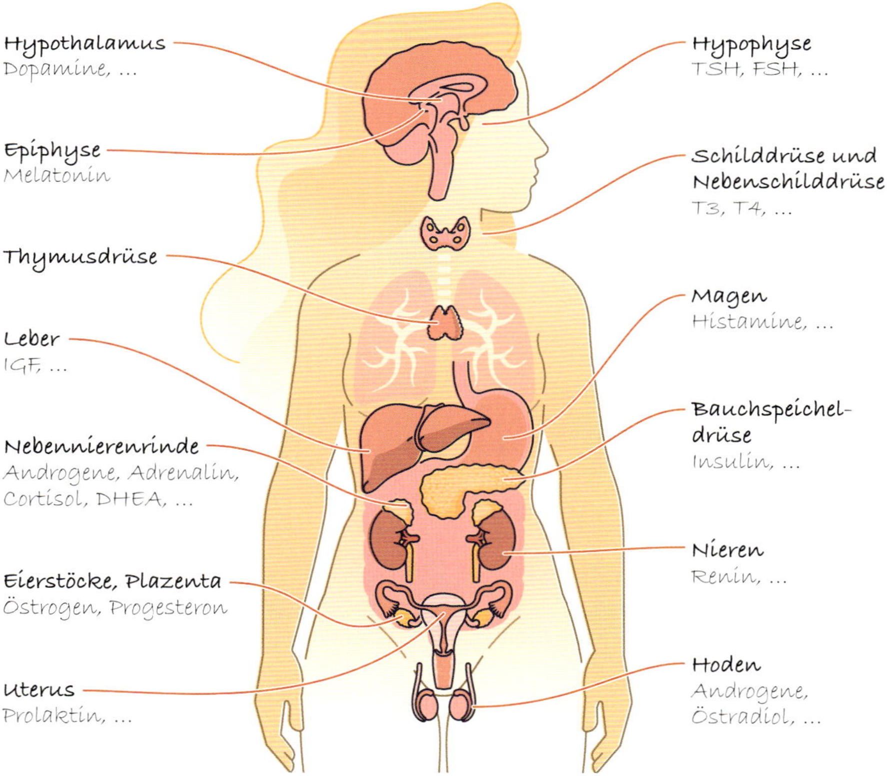

Im Alter nähern sich die Hormonniveaus von Frauen und Männern schließlich an. Viele unserer hormonbildenden Drüsen werden vom Hypothalamus im Gehirn und von der Hirnanhangdrüse (Hypophyse) gesteuert. Das trifft auf die in der Schilddrüse, in den Nebennieren, den Hoden und den Eierstöcken gebildeten Hormone zu, die über das Blut an ihre Zielorgane transportiert werden. Dort übermitteln sie eine Information und lösen so körperliche und psychische Reaktionen aus.

Progesteron, das Hormon der inneren Harmonie

Eine herausragende Rolle für die menschliche Gesundheit spielt das Hormon Progesteron. Es ist geschlechtsneutral und wird im weiblichen wie im männlichen Körper gebildet. Wie kein anderes Hormon unterstützt es auf komplexe und vielfältige Weise wichtige gesundheitsregulierende Prozesse unseres Körpers. Die Vielfalt seiner Wirkungen wurde lange Zeit unterschätzt, weil die meiste Forschung an synthetischem Progesteron durchgeführt wurde.

Dabei greift gerade bioidentisches Progesteron entscheidend in den gesamten weiblichen und männlichen Organismus ein. Progesteron wird bei Frauen im Gelbkörper produziert, der nach dem Eisprung im Eierstock zurückbleibt. Während einer Schwangerschaft bildet die Plazenta große Mengen an Progesteron, doch es entsteht auch in den Nebennieren. Bei Männern erfolgt die Bildung des Hormons in den Hoden. Für die Therapie der weit verbreiteten Östrogendominanz stellt natürliches Progesteron das wichtigste Hormon dar.

Das Spektrum der Wirkung von Progesteron reicht von der Sicherung der Fortpflanzung über gesundheits- und immunstimulierende Effekte bis hin zur Erhaltung von Kraft, Vitalität und zum Schutz des Nervensystems (neuroprotektive Wirkung).

Im medizinischen Sprachgebrauch wird das körpereigene Progesteron oft auch Gestagen genannt. Molekular veränderte, synthetische Progesterone werden als Progestagene oder Progestine bezeichnet. Das führt häufig zu Verwirrungen bis hin zur Tatsache, dass natürliches Progesteron mit dem synthetischen Hormonersatz gleichgesetzt wird. Dabei unterscheiden sich letztere Hormonvarianten in ihrer molekularen Struktur vom natürlichen Progesteron. Sie weisen nicht das breite biologische Wirkspektrum wie bioidentisches Progesteron auf und haben deutlich mehr unerwünschte Nebenwirkungen.

Behandlung mit natürlichem Progesteron

Bei einer gestörten Balance im weiblichen Hormonsystem sind die Anwendungsmöglichkeiten des natürlichen Progesterons vielfältig. Sie umfassen:

- Blutungsstörungen und PMS bei jungen Frauen
- Wechseljahresbeschwerden
- Schlafstörungen
- Angstzustände und Depressionen
- Herzrhythmusstörungen (auch bei Männern)
- chronische Entzündungen
- etc.

Natürliches Progesteron schützt die Gebärmutterschleimhaut vor Neubildungen. Anders als synthetische Gestagene wirkt es stoffwechselneutral: Blutgerinnung, Fettstoffwechsel, Blutzucker und Blutdruck werden nicht negativ beeinflusst. Die Ergebnisse einer siebenjährigen Studie des französischen Nationalen Gesundheitsinstituts mit fast 70.000 Frauen zeigen, dass bei langfristiger Anwendung von natürlichem Progesteron kein gesteigertes Brustkrebsrisiko besteht.

Progesteron hat wichtige Funktionen

Progesteron hat eine ganze Reihe wichtiger Effekte auf unterschiedliche Organe. Größte Bedeutung hat die günstige Wirkung auf Knochen, Haut und Gehirn. Progesteron wirkt osteoprotektiv – es schützt die Knochen, d. h., es stimuliert die Regeneration von Knochenmasse.

Auch die Haut wird positiv beeinflusst: In den Schichten der Lederhaut befinden sich besonders viele Kollagenfasern, Elastin und Hyaluronsäure – Substanzen, die die Haut glätten und stabilisieren. In den Wechseljahren gehen pro Jahr etwa fünf Prozent dieser hautstraffenden Substanzen verloren. Diesen Prozess kann man mit Progesteron aufhalten, denn das Hormon unterdrückt jene Enzyme, die für den Gewebe- und Kollagenabbau verantwortlich sind.

Progesteron ist zudem in der Lage, die Zellteilungsrate zu verlangsamen. Daneben hat es eine diuretische Wirkung. Das bedeutet, es fördert die Wasserausscheidung und wirkt Wassereinlagerungen entgegen.

Positive Wirkung von Progesteron auf unser Gehirn

Im Gehirn entwickelt Progesteron seine Wirkung durch die Bindung an spezielle Rezeptoren. Das Hormon wirkt beruhigend und angstlösend, außerdem hat es einen günstigen Einfluss auf Schlafstörungen und die Schlafqualität und wird daher auch als Neurohormon bezeichnet. Den Ergebnissen einer Schlafstudie des Max-Planck-Institutes zufolge nahmen Schlafstörungen wie nächtliche Wachzeiten bei der abendlichen Einnahme von natürlichem Progesteron im ersten Drittel des Nachtschlafes um 30 % ab. Die Anzahl der für den Körper so wichtigen Traumphasen stieg an.

Viele Menschen, sogar einige Ärzt:innen, betrachten Progesteron (und auch Östrogen) nicht als männliches Hormon. Wenn Männer altern, sinken ihre Progesteronwerte jedoch ebenfalls. Ab dem fünfzigsten Lebensjahr sind die Werte fast nicht mehr messbar – ungefähr zu dieser Zeit entwickeln viele Männer Bauchfett, was mit einer hohen Aktivität des Enzyms Aromatase, welches Testosteron in Östrogen verwandelt, einhergeht. Gleichzeitig weisen alternde Männer eine zunehmende Insulinresistenz auf. Das bedeutet, die Zellen reagieren nur noch unzureichend auf Insulin.

Progesteron ist das wichtigste Hormon für die Senkung des Insulinspiegels. Insulin wiederum ist das für den „Schwimmreifen“ bzw. das Bauchfett verantwortliche Hormon. Männer ab fünfzig Jahren kämpfen auch häufig mit Nachmittagsmüdigkeit und werden etwa beim Autofahren oder nach dem Essen müde. Diese Erscheinungen sind Kennzeichen für eine Überproduktion von Insulin bzw. Insulinresistenz. Geht der Insulinspiegel in die Höhe, sinkt der Blutzucker. Wenn dem Gehirn Zucker fehlt, wird es müde.

Der Hauptgrund, warum Menschen beim Autofahren einschlafen, ist Unterzuckerung. Der Hauptgrund für diese Unterzuckerung ist ein zu hoher Insulinspiegel. Und der Hauptgrund für einen zu hohen Insulinspiegel ist zu wenig Progesteron. Einer der ersten positiven Effekte, die Menschen bemerken, nachdem sie mit der Therapie mit natürlichem Progesteron begonnen haben, ist, dass sie nach dem Essen oder beim Autofahren nicht mehr so müde werden.

Ein weiterer Effekt von natürlichem Progesteron ist, dass es bei Männern in dieser Lebensphase Prostatakrebs verhindern kann. Wenn Männer sich der Andropause nähern, sinkt ihr Progesteron- und Testosteronspiegel, während ihr Östrogenspiegel steigt. In dieser Phase erhöht sich das Risiko, an Prostatakrebs zu erkranken. Da Östrogen bei Frauen an der Auslösung von sechs verschiedenen Krebsarten beteiligt ist, darf man annehmen, dass hohe Östrogenspiegel auch für Männer ungünstig sind.

Nicht nur Prostatakrebs, auch Dickdarmkrebs kann durch zu hohe Östrogenwerte bei Männern verursacht werden. Weitere Vorteile von natürlichem Progesteron für Männer sind: die Vermeidung von Morbus Alzheimer, Osteoporose und Herzkranzgefäßverschlüssen sowie die Heilung von Depressionen und Asthma.

Progesteron lindert auch das sogenannte „Restless-Legs-Syndrom" (RLS), das durch zu hohe Werte des Stresshormons Adrenalin hervorgerufen wird. Das ist jedoch vielen Ärzt:innen nicht bekannt. Sie gehen meist davon aus, dass die Ursache dieses Syndroms unbekannt und es deshalb auch nicht heilbar sei. Sie behandeln es daher mit toxischen Medikamenten, die eigentlich für die Therapie von Parkinson verwendet werden. Auch hier werden nur Symptome behandelt, nicht aber die Ursache der Krankheit, nämlich zu viel Adrenalin. Wird jedoch Progesteron angewendet, können solche Patient:innen manchmal innerhalb einer Woche von ihren RLS-Symptomen befreit werden.

Aber nicht nur bei RLS, sondern auch bei ADHS (Aufmerksamkeitsdefizit-Hyperaktivitätsstörung) Erwachsener und Fibromyalgie kann Progesteron eingesetzt werden, denn diese Leiden werden häufig durch ein Zuviel an Adrenalin verursacht.

Wie sich Progesteronmangel bemerkbar macht

Bei Frauen kann sich ein Mangel an Progesteron mit häufig wiederkehrendem prämenstruellem Syndrom (PMS), starken und überlangen Regelblutungen sowie Zysten an den Eierstöcken oder Myomen in der Gebärmutter zeigen. Aber auch Gemütsschwankungen, Blasenprobleme und Herzrhythmusstörungen können auf einen zu niedrigen Progesteronspiegel hinweisen.

Bei Männern geben Prostatabeschwerden, reduzierte Erektionsfähigkeit und Gewichtszunahme Hinweise auf einen möglichen Mangel an Progesteron. Bei beiden Geschlechtern stellen Blutdruckschwankungen, chronische Entzündungen, nachlassende Libido, reduzierte Leistungsfähigkeit und sogar Depressionen, Schlafstörungen und Vergesslichkeit mögliche Symptome eines Progesteronmangels dar.

Östrogen

Die Gruppe der Östrogene besteht aus Östriol, Östron und Östradiol. Östrogene werden als die wichtigsten weiblichen Sexualhormone angesehen. Östriol unterstützt die Schleimhäute im Körper und hält die Blase gesund. Östron ist bekannt als das Speicheröstrogen und Östradiol als das wichtigste aller Östrogene. Letzteres löst die Pubertät aus und bewirkt die Geschlechtsreife der Frau. Es wird als Langzeithormon bezeichnet, weil es nur in kleinen Mengen im Körper gebildet wird.

Während der weiblichen Wechseljahre kann es zu plötzlichen und rapiden Östrogenverlusten kommen, den sogenannten Östrogentälern. Sie ziehen u. a. starke Stimmungsschwankungen, Hitzewallungen, Hautveränderungen und Gewichtszunahme nach sich. Mit der Gabe von natürlichem Östradiol oder Östriol kann diesen Beschwerden erfolgreich begegnet werden.

Östrogendominanz

Viele Frauen, aber auch Männer sind von einer sogenannten Östrogendominanz betroffen, ohne es zu wissen. Das Verhältnis von Progesteron zu Östrogen im weiblichen Körper liegt im Optimalfall bei 100:1, denn Progesteron vermag die reaktiven starken Wirkungen des Östrogens auszugleichen. Ist das Progesteron zu niedrig, besteht eine sogenannte Östrogendominanz. Sie geht immer mit gesundheitlichen Störungen einher.

Die häufigsten Symptome einer Östrogendominanz sind

- Schilddrüsenfunktionsstörungen
- Einlagerung von Wasser und Schwellung der Brust
- Mastopathie (gutartige Drüsengewebsveränderung der Brust)
- prämenstruelles Syndrom, gestörter Regelzyklus
- Gebärmuttermyome und Eierstockzysten
- Endometriose (schmerzhafte Erkrankung, bei der Gebärmutterschleimhaut außerhalb der Gebärmutter wächst)
- Blutzuckerschwankungen
- Gewichtszunahme mit Fettdepots an Oberschenkeln und Hüften
- Zunahme von Brust- und Gebärmutterkrebs
- Stimmungsschwankungen, Ängste und innere Unruhe
- Reizbarkeit
- Panikattacken
- Schwindelgefühle
- Konzentrationsstörungen und Vergesslichkeit
- Kopfschmerzen und Migräne

Die Therapie von Östrogendominanz ist denkbar einfach: Mit natürlichem Progesteron kann der Mangel ausgeglichen werden.

Kniffliger wird es hingegen, wenn neben bestehendem Progesteronmangel auch die Östrogenwerte zu niedrig sind. Auch hier ist die Therapie der Wahl die Gabe des Hormons Östrogen in seiner natürlichen Form: eine geringe Dosis bioidentisches Östrogen, in der Regel Östradiol oder Östriol. Die Progesteronwerte sind bei einer Therapie mit natürlichem Östrogen immer miteinzubeziehen, um keine Östrogendominanz zu forcieren.

Testosteron

Vielen ist unbekannt, dass auch Frauen unter zu niedrigen Testosteronwerten leiden können. Bei beiden Geschlechtern führt ein Mangel dieses Hormons zu deutlich nachlassender Leistungsfähigkeit, reduziertem Selbstbewusstsein, Depressionen, Ängsten, nachlassender Muskelkraft und verminderter Libido. Frauen benötigen im Vergleich zu Männern jedoch deutlich geringere Mengen an Testosteron.

Mit zunehmendem Alter wird die Produktion der meisten Hormone beim Mann genauso rückläufig wie bei der Frau. Folglich treten auch bei Männern tiefgreifende Veränderungen auf. Die Andropause beim Mann zeigt sich mit folgenden Symptomen:

- Verlust von Energie
- Verlust von Libido
- Verlust von Durchhaltevermögen
- Verlust von Lebensfreude und Vitalität
- Gewichtszunahme im Bauchbereich

Ein niedriger Hormonspiegel bei Männern kann zu folgenden Krankheiten führen:

- koronare Herzkrankheit
- Alzheimer

- Prostatakrebs
- Osteoporose
- Depressionen
- neurodegenerative Veränderungen

Aus diesen Gründen ist die Behandlung mit bioidentischen Hormonen für Männer ebenso wichtig wie für Frauen. Natürliches Testosteron ist fraglos das wichtigste Hormon, das bei Männern für eine Hormonersatztherapie in Erwägung gezogen werden sollte – gefolgt von bioidentischem Progesteron.

In der Regel betrachtet man Testosteron als Sexualhormon, was natürlich auch richtig ist. Es hat aber noch weitere Aufgaben: Testosteron schützt z. B. vor Alzheimer. Das belegen Studien des amerikanischen National Institute of Health. Es ist auch das wichtigste Hormon für das Herzmuskelgewebe und die Herzkranzarterien sowie das Herzreizleitungssystem. Der Herzmuskel verfügt über mehr Testosteronrezeptoren als jeder andere Muskel im Körper.

In jüngster Zeit wurden zwei Studien durchgeführt, die den Nutzen von Testosteronsubstitution vor allem bei Männern mit schwerem Herzinfarkt, der meist zu Herzmuskelversagen führt, zeigte. Herzmuskelversagen bedeutet eine Schwächung des Herzmuskels mit nachfolgender Flüssigkeitsansammlung im Körper (Beine, Lunge, Bauch). Die Männer, die Testosteron erhielten, entwickelten keine Herzmuskelschwäche, in der Gruppe ohne Testosteron dagegen verschlimmerte sich die Situation des Herzmuskels.

Osteoporose kommt bei Männern nicht so häufig vor wie bei Frauen, jedoch sind die Konsequenzen bei Männern ernster. Eine durch Osteoporose verursachte Schenkelhalsfraktur steht in engem Zusammenhang mit einer Todesrate innerhalb des ersten Jahres. Testosteron verhütet nicht nur Osteoporose, sondern macht sie auch rückgängig und sorgt für einen gesunden Knochenaufbau.

Eine häufig unerkannte Folge von niedrigen Testosteronwerten ist das Auftreten von Depressionen. Plötzlich ergibt das eigene Leben keinen Sinn mehr, die Energie sinkt. Eine natürliche Testosteronersatztherapie bringt Energie und Lebensfreude zurück. Sehr oft normalisiert sich auch die Libido.

Um den Therapieverlauf kontrollieren zu können, sind im Vorfeld einer Ersatztherapie mit bioidentischen Hormonen auch beim Mann die einzelnen Hormonspiegel im Speichel oder im Blut zu bestimmen.

DHEA – der wichtige Vorläufer

DHEA (Dehydroepiandrosteron) ist der Vorläufer sowohl für männliche Hormone, die Androgene, als auch für weibliche Hormone, die Östrogene. Vierzig Prozent werden in den Eierstöcken (Ovarien) bzw. in den Hoden produziert, sechzig Prozent bilden unsere Nebennieren.

Mit zunehmendem Alter nimmt die DHEA-Produktion ab. Nach der Menopause stellen die Ovarien dieses Hormon nicht mehr her. Da DHEA die Produktion von Östrogenen anregt, liegt es auf der Hand, dass bereits der Ersatz dieses Hormons helfen kann, Hitzewallungen und Schweißausbrüche zu verhindern, die Libido zu normalisieren und Erschöpfungszustände zu behandeln.

Bis vor einigen Jahren wurde DHEA noch als „Wellnesshormon" bezeichnet, doch inzwischen ist das große Spektrum seiner gesundheitsfördernden Wirkungen belegt. Offenbar besteht eine direkte Verbindung zwischen unserem DHEA-Wert und einem langen Leben, denn Menschen mit den höchsten DHEA-Werten leben am längsten. Vielleicht hat es damit zu tun, dass DHEA die Produktion des menschlichen Wachstumshormons (Human Growth Hormone, kurz: HGH) anregt, welches auch als hormoneller Jungbrunnen bezeichnet wird.

DHEA reguliert auch wesentliche Bereiche unseres Stoffwechsels mit. Es hat positiven Einfluss auf unser Immunsystem, hilft Krebs und Arthritis zu verhindern und ist nützlich für das Herz-Kreislauf-System. Seine Auswirkung auf das „schlechte“ LDL-Cholesterin ist die gleiche wie die des „guten“ HDL-Cholesterins: Es senkt erhöhtes Cholesterin.

DHEA hat eine günstige Wirkung auf die Gewichtsabnahme, weil es Einfluss auf die Freisetzung von Insulin nimmt. Es reduziert Insulin, genauso wie Progesteron und Testosteron es tun. Daneben hält es unsere Knochen gesund, wirkt auf unsere Vitalität und unser Wohlbefinden und vermag unseren Schlaf zu verbessern. Auch bei der Behandlung von Depressionen entfaltet DHEA seine positiven Wirkungen.

Neben dem altersbedingten Absinken des DHEA-Spiegels kann es auch infolge einer von anhaltendem Stress geprägten Lebensführung zu DHEA-Mangel kommen. Bei Dauerstresssituationen werden sehr große Mengen an DHEA benötigt, um den wichtigen Gegenspieler, das Stresshormon Cortisol, in Schach zu halten. Die Folge ist eine allmähliche Erschöpfung unserer Nebennieren, bis diese gar kein DHEA mehr produzieren. Ein geschwächtes Immunsystem, starke Müdigkeit und Erschöpfungszustände bis hin zu Burn-out können Anzeichen für eine solche Nebennierenschwäche sein.

Da DHEA ein Vorläuferhormon ist, hat seine verminderte Produktion direkte Auswirkungen auf die Bildung anderer Steuerungshormone. So kann DHEA-Mangel bei Männern und Frauen zu deutlich reduzierten Testosteron- und Progesteronwerten führen. Er kann auch die Libido und Potenz mindern und bei Männern sogar zu einem gesteigerten Prostatakrebsrisiko führen.

Der Vorläufer Vitamin D3

Neben DHEA gibt es einen weiteren wichtigen Vorläufer, der bis heute unterschätzt wird: Vitamin D3, das eigentlich ein Hormon ist. Es ist in viele Stoffwechselvorgänge unseres Körpers involviert – so ist es unter anderem für die Einlagerung von Calcium im Knochen zur Erhaltung unseres Skeletts und unserer Zahngesundheit verantwortlich.

Lange Zeit sah die Medizin darin seine einzige Aufgabe. Heute weiß man jedoch, dass Vitamin D3 entscheidend an der Bildung der Hormone Progesteron, Östrogen und Testosteron mitwirkt. Das ist der Grund dafür, dass Störungen des Hormonsystems häufig mit einem gravierenden Mangel an Vitamin D3 einhergehen. Damit kommt diesem Vitamin, das eigentlich als Hormon bezeichnet werden sollte, eine besondere Bedeutung zu.

Um Vitamin D3 zu bilden, brauchen wir Menschen die Sonne, denn es wird im Körper mit der über die Haut aufgenommenen Sonneneinstrahlung gebildet. Menschen, die in Äquatornähe leben, weisen weltweit die höchsten Vitamin-D3-Spiegel auf. Hier in Europa, wo deutlich geringere Sonneneinstrahlung vorherrscht, sind sehr niedrige Spiegel im Blut zu finden.

Um unser Vitamin-D3-Reservoir aufzufüllen, müssten wir uns täglich bei senkrechtem Sonnenstand mindestens zwanzig Minuten lang der Sonne aussetzen, bei sonnigem Wetter versteht sich. Wir halten uns jedoch hauptsächlich in Innenräumen auf und schützen unsere Haut – seit wir von der Hautkrebsgefahr wissen – mit Sonnenschutzmitteln. Während der wolkenverhangenen kühlen Jahreszeit ist es in Nordeuropa unmöglich, die Bildung von Vitamin D3 mit einem Aufenthalt im Freien zu forcieren.

So ist es kaum verwunderlich, dass über 60 % aller Erwachsenen in Deutschland an Vitamin-D3-Mangel leiden (laut Robert-Koch-Institut). Noch dazu haben chronisch Kranke, vor allem Krebskranke, und schwangere Frauen einen deutlich höheren Bedarf an Vitamin D3.

Die Symptome von Vitamin-D3-Mangel geben vielen Ärzt:innen Rätsel auf, genau wie jene, die bei Hormonmangel auftreten. Hinzu kommen eng definierte Normwerte für Vitamin D3, die die Diagnostik eines vorliegenden Mangels erschweren. Es ist davon auszugehen, dass die im deutschsprachigen Raum geltenden Normwerte für den Vitamin-D3-Spiegel zu niedrig sind.

Beschwerden bei Vitamin-D3-Mangel können sein:

- Gelenkschmerzen, rheumatoide Arthritis
- Gliederschmerzen
- Entzündungen
- wiederkehrende Infektionen, insbesondere der Atemwege
- Schwindel und Muskelzucken
- Störungen des Nervensystems (Multiple Sklerose, Epilepsie, Tics)
- Kopfschmerzen, Migräne
- Schmerzschübe bei Fibromyalgie
- Schlafstörungen
- Nervosität
- depressive Verstimmungen und Depressionen
- anhaltende Müdigkeit
- Antriebsschwäche
- erhöhter Blutdruck
- ADHS
- Wachstumsschmerzen bei Kindern
- etc.

Verschiedene Studien belegen die erstaunlichen protektiven Effekte des Prohormons: Menschen, die Vitamin D3 einnehmen, erkranken weniger häufig an Krebsarten wie Brust-, Darm- und Bauchspeicheldrüsenkrebs. Frauen nach den Wechseljahren können bei zeitgleicher Calciumeinnahme ihr Risiko, an Osteoporose zu erkranken, um 30 % senken.

Schilddrüsenerkrankungen

Allein in Deutschland leiden sechs Millionen Menschen an Schilddrüsenerkrankungen. Die mit Abstand häufigste Form ist die Hashimoto-Thyreoiditis, eine Autoimmunerkrankung, die mit einer Unterfunktion der Schilddrüse einhergeht (umgangssprachlich oft kurz „Hashimoto“ genannt). Bei dieser Erkrankung greift das Immunsystem das Schilddrüsengewebe an und zerstört es. Insbesondere Frauen sind häufig davon betroffen, doch inzwischen erkranken auch zunehmend Männer daran.

Entzündliche Schilddrüsenerkrankungen gehen bei Frauen wie Männern grundsätzlich mit einem Ungleichgewicht der Hormone einher. Das liegt in den bestehenden Wechselwirkungen zwischen den hormonproduzierenden Organen Schilddrüse, Eierstöcke bzw. Hoden und Nebennieren begründet.

So finden sich bei Schilddrüsenerkrankungen wie Hashimoto auch verminderte Progesteron-, Testosteron- und DHEA-Werte. Daher sind in die Behandlung der Erkrankung immer auch die natürlichen Hormone Progesteron, Testosteron und DHEA mit einzubeziehen. Die alleinige Gabe von Schilddrüsenhormonen reicht nicht aus, denn diese haben keinen positiven Einfluss auf die Wiederherstellung ausgewogener Progesteron- und anderer Steroidhormonwerte.

Auffallend häufig treten Schilddrüsenprobleme auf, wenn es im Laufe unseres Lebens zu hormonellen Veränderungen kommt, wie etwa beim Eintritt in die Pubertät, bei einer Schwangerschaft, nach dem Absetzen der Antibabypille, am Beginn der Wechseljahre oder in anhaltenden Stressphasen.

Leider sind die Beschwerden von Schilddrüsenerkrankungen derart vielschichtig, dass sie häufig falsch gedeutet werden. In Teilen ähneln die Symptome Alterserscheinungen, was dazu beiträgt, dass bei mehr als der Hälfte aller Schilddrüsenerkrankungen die Diagnose nicht gestellt wird.

Die Symptome der häufigsten Schilddrüsenerkrankung, der Hashimoto-Thyreoiditis, sind:

- Übergewicht
- Myxödem (Auftreibung und Schwellung der Unterhaut)
- Müdigkeit, Chronic-Fatigue-Syndrom (CFS)
- Anämie
- Depression, Halluzinationen, Gereiztheit, andere psychische Symptome
- Vergesslichkeit und Konzentrationsstörungen

- geistige Retardierung, Minderwuchs und andere Entwicklungsstörungen
- Hypo- und Hyperaktivität
- Migräne und andere Kopfschmerzen
- Infektanfälligkeit
- Hauterkrankungen wie Akne, Ekzeme, Furunkulose, Impetigo, Ichthyose, Psoriasis
- Lupus erythematodes
- hormonelle Störungen (Dysmenorrhoe, Menorrhagie, Abort, Infertilität)
- Bluthochdruck
- Arteriosklerose
- Störungen des Knochenstoffwechsels
- Hyperlipidämie (erhöhte Blutfette)
- Hyperurikämie (erhöhter Harnsäurespiegel im Blut)
- Verstopfung
- rheumatische Erkrankungen etc.

Das Entstehen der Erkrankung ist in einem direkten Zusammenhang mit Jodmangel in unseren Nahrungsmitteln zu sehen. Daneben stellen ein anhaltendes Defizit des unterschätzten Vitamins D3 und Nahrungsmittelunverträglichkeiten wie beispielsweise Gluten-/Gliadin- und Laktoseintoleranz Auslöser für die Hashimoto-Thyreoiditis dar. Diese Faktoren gepaart mit den oben erwähnten hormonellen Veränderungen finden sich vermehrt bei der Diagnosestellung. Da zunehmend Kinder und Jugendliche erkranken, ist davon auszugehen, dass auch bei ihnen bereits ein hormonelles Ungleichgewicht vorliegt.

Ursachen von Hormonmangel

Wie entsteht hormonelles Ungleichgewicht beim Menschen? In Ratgebern zur natürlichen Hormontherapie finden sich neben Ausführungen zu Stress nur wenige Angaben zu den möglichen Ursachen. Die genaue Kenntnis der Auslöser für unsere Beschwerden ist jedoch der Ausgangspunkt für die erfolgreiche Behandlung, die uns zu mehr Gesundheit und Wohlbefinden gelangen lässt.

Bei der Entstehung von Hormonmangel spielen vielfach die Genetik und unsere Umwelt, aber auch unsere Lebensweise eine wesentliche Rolle. Der Mangel kann durch einzelne Ursachen, aber auch das Zusammenspiel verschiedener Faktoren entstehen.

Genetisch bedingter Hormonmangel

Ein Mangel an Hormonen kann vererbt werden und somit genetisch bedingt sein. So haben Mädchen, deren Mütter eine Schilddrüsenunterfunktion haben, eine sehr hohe Wahrscheinlichkeit, bei Eintritt in die Pubertät oder im späteren Leben selbst eine Schilddrüsenunterfunktion zu entwickeln. Mit dem Wissen um die Erkrankung der Mutter können mögliche Symptome einer Unterfunktion bei der Tochter früh gedeutet werden – auch vom/von der behandelnden Ärzt:in.

Gleiches gilt für Progesteronmangel, der bis heute von Ärzt:innen fatalerweise oft bagatellisiert wird: Mädchen mit verfrühter Menarche und regelmäßigem PMS leiden an Progesteronmangel, der keineswegs nur das Wohlbefinden beeinträchtigt, sondern ein behandlungswürdiges Krankheitsbild darstellt. Auch dieser Hormonmangel wird häufig vererbt. Bleibt er unbehandelt, erkrankt in unmittelbarer Folge auch die Schilddrüse der erwachsenen Frau.

Stress und Überlastung

Im Laufe unseres Lebens sind wir immer wieder mit außergewöhnlichen Herausforderungen konfrontiert, die belastend sind und in Stress ausarten können. Neben kritischen Lebensereignissen halten uns heute Leistungsdruck, hohe Arbeitslast und familiäre Verantwortung derart in Atem, dass wir häufig überfordert sind.

Im menschlichen Körper kommt es bei Stress zu einer Art Notfallversorgung für den Ernstfall. Wichtige Körperfunktionen werden zugunsten von „Flucht oder Angriff“ stark gedrosselt, um außerordentliche Energiereserven zu mobilisieren. So setzt beispielsweise unser Hungergefühl aus, die Leberfunktion wird herabgesetzt und das Immunsystem wird auf Sparflamme gehalten. Gleichzeitig schüttet unser Körper Stresshormone aus, um dem Notfall, der akuten Situation, gerecht zu werden.

Doch kämpfen wir heute nicht mehr mit Pfeil und Bogen, um unser Leben zu retten. Wir versuchen vielmehr den Herausforderungen des modernen Wohlstandslebens gerecht zu werden. Das tun wir mit zu wenig Bewegung und meistens sitzender Tätigkeit, während wir hektisch unsere Nahrung verzehren, die nicht selten aus Fertigprodukten besteht und kaum Nährstoffe enthält. Häufig reihen sich Stressmomente aneinander oder bestehen dauerhaft.

Der natürliche Rhythmus von Aktivität und Pause gerät außer Kraft. Ein Abbau der Stresshormone kann so nicht mehr erfolgen, und das stellt für unser Hormonsystem eine enorme Belastung dar. Laufen wir im dauerhaften Hochleistungsmodus, sind wir irgendwann „leer" (s. Abschnitt zum Vorläuferhormon DHEA, S. 29). Die Folgen sind chronische Erschöpfung, Schlafstörungen, häufige Infekte und sogar schwerwiegende Erkrankungen.

Hormonelle Störquellen, die endokrinen Disruptoren: Xenoöstrogene

In unserem alltäglichen Umfeld wirken verschiedene Stoffe und Chemikalien störend auf unser Hormonsystem ein. Diese Substanzen, sogenannte Xenoöstrogene, auch endokrine Disruptoren genannt, gelangen über die Haut, die Atmung und die Nahrung in unseren Körper.

Körperpflegeprodukte beispielsweise enthalten Konservierungsstoffe, die sogenannten Parabene. Bereits die morgendliche Dusche kann endokrin wirksam sein, denn viele Duschgels, Shampoos, Lotions und Cremes enthalten diese Stoffe. Daneben sind die in Sonnenschutzprodukten enthaltenen UV-Filter und mit Aluminiumsalzen versetzte Deodorants hormonell wirksam. Hinzu kommt die Verpackung von Kosmetika: Weichmacher in Plastikverpackungen haben nachweislich eine endokrine Wirkung auf den menschlichen Organismus. Diese Zusatzstoffe sind in der EU zugelassen, doch inzwischen sind vermehrt Kosmetikprodukte erhältlich, die als „parabenfrei" oder „frei von Aluminiumsalzen" beworben werden. Naturkosmetik verzichtet gänzlich auf diese hormonell wirksamen Zusatzstoffe.

Hormonell wirksame Substanzen in unserer Nahrung

Wir verzehren Lebensmittel aus der industriellen Landwirtschaft, die Rückstände von Pflanzenschutzmitteln wie Dichlordiphenyltrichlorethan (DDT) enthalten. Diese Substanz und viele andere in Lebensmitteln als Rückstände vorhandene Chemikalien sind hormonell wirksam. Auch das bekannte und umstrittene Breitbandherbizid Glyphosat, ein Unkrautvernichtungsmittel, dessen Verbot schon geraume Zeit politisch diskutiert wird, zählt dazu.

Lebensmittel aus biologischer Landwirtschaft weisen deutlich weniger Pestizidrückstände auf, weil dort weitestgehend auf deren Einsatz verzichtet wird. Jedoch sind auch viele Verpackungsmaterialien unserer Lebensmittel hormonell wirksam. Sie enthalten sogenannte Weichmacher, wie Phtalate und Bisphenol A (BPA), die auch in Getränkeflaschen aus Plastik, zum Beispiel für Mineralwasser, Limonaden und Säfte, zu finden sind.

Isoflavone

In Nahrungsmitteln wie Hülsenfrüchten – zum Beispiel Soja und Leinsamen – sind sogenannte Isoflavone oder Lignane enthalten, die im menschlichen Körper die Bildung des Hormons Östrogen fördern. Produkte aus diesen Nahrungsmitteln regelmäßig zu verzehren oder als Nahrungsergänzungsmittel einzunehmen, ist nicht immer sinnvoll.

Frauen, bei denen ein Östrogenmangel vorliegt, wie es häufig in den Wechseljahren der Fall ist, profitieren davon. Ist der Progesteronspiegel zu niedrig, wie bei der Östrogendominanz, bei PMS und anderen Erkrankungen, können Isoflavone oder Lignane das Ungleichgewicht zwischen den beiden Hormonen jedoch verschärfen.

Mit tierischen Lebensmitteln, wie Fleisch, Milchprodukten und Eiern, nehmen wir immer Spuren von tierischen Östrogenen auf, unabhängig davon, ob diese biologisch oder industriell produziert wurden.

Bauchemikalien, Medikamente und Feinstaub

Auch Baumaterialien wie Lacke und Anstriche oder Isolationsmaterialien können hormonell wirksame Substanzen enthalten. Bootslacke geben endokrin wirksame Substanzen in Flüsse, Meere und Seen ab. Über den Verzehr von Fisch und Krustentieren gelangen diese Stoffe in unsere Nahrungskette.

Daneben hat eine ganze Reihe von Medikamenten eine östrogenfördernde Wirkung. Bei Frauen erfreuen sich beispielsweise die Antibabypille, Hormonspiralen und Dreimonatsspritzen weiterhin großer Beliebtheit, schwerwiegenden Nebenwirkungen zum Trotz. Diese und andere Präparate, deren hormonell-therapeutische Wirkung bei den Konsumentinnen durchaus gewünscht ist, werden über die menschliche Leber verstoffwechselt und mit dem Urin ausgeschieden. Die dabei in unser Abwasser gelangenden hormonellen Rückstände können von den Kläranlagen nicht vollständig herausgefiltert werden und stellen eine Gefahr für Wasserorganismen dar. Insbesondere Östrogen scheint seine Wirkung zu zeigen, denn es wird ein zunehmend verweiblichter Fischbestand beobachtet.

Nicht zuletzt zählen Substanzen, die an Feinstaubpartikel gebunden sind, wie beispielsweise Diesel-Abgase, zu den endokrin wirksamen Substanzen.

Es wird deutlich, dass wir im Grunde täglich mit hormonell wirksamen Substanzen in Kontakt kommen. Dennoch folgt daraus nicht zwangsläufig eine gestörte Hormonbalance beim Menschen. Wir können besonders mit unserer Lebensführung unsere Hormongesundheit positiv beeinflussen. Das umfasst eine stoffwechselfördernde Ernährung, ausreichend Bewegung und Schlaf, aktive Pausen und Erholung nach langen Arbeitsphasen und Lebenskrisen sowie den bewussten Einkauf von Lebensmitteln und Kosmetikartikeln. Damit helfen wir unserem Hormonsystem, in einem gesunden Gleichgewicht zu bleiben.

Daneben haben Menschen, die infolge eines Hormonmangels erkranken, mit natürlichen Hormonen eine verträgliche und nebenwirkungsfreie Therapieform zur Hand, die das ins Gleichgewicht zu bringen vermag, was aus dem Lot geraten ist. Die natürlichen Hormone können in unserem Körper nicht nur das ersetzen, was fehlt, sie stimulieren auch unsere hormonbildenden Organe, diese Botenstoffe selbst zu produzieren. Die nachfolgenden Berichte von Betroffenen veranschaulichen dies.

Betroffene berichten

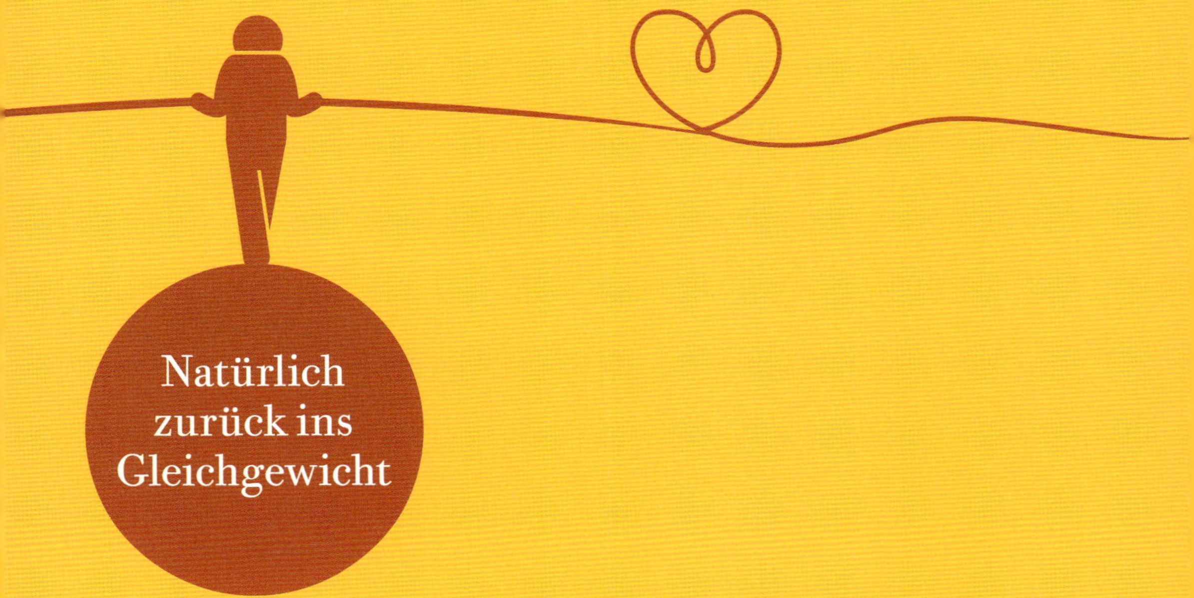

1 Chronisch erschöpft: Burn-out

Melanie P.

Eine Woge Frischluft weht mit Melanie P. herein, als sie schnellen Schrittes das Restaurant betritt. Sie trägt farbenfrohe Kleidung: einen leuchtend grünen Rock und hohe Schuhe in der gleichen Farbe; ein oranges Seidentuch flattert um ihren Hals. Sofort macht sie mich unter allen Gästen aus und setzt sich an meinen Tisch. Ein großer, schlanker Hund mit rotem Fell folgt ihr und legt sich ihr dann zu Füßen. Soll das die Frau sein, die bereits bei der Vorstellung, ausgehen zu müssen, ermüdete? Ich bin gespannt und lausche der Geschichte einer chronischen Erschöpfung.

Eigentlich war ich immer sehr lebendig und habe mein Leben genossen. Partylöwin wurde ich genannt, als ich noch jünger war. An den Wochenenden bis morgens um 6 die Nächte durchzumachen war für mich keine Seltenheit. Das änderte sich auch nur wenig, als ich Kinder bekam. Der Schlaf wurde dann unter der Woche nachgeholt. Mein Mann zog immer mit. Ich hatte ihn auf einem Fest kennengelernt. Es war damals schon sehr spät und die meisten Gäste lagen bereits dösend auf Sofas und Sesseln herum. Ich tanzte allein und war noch sehr munter, als ein attraktiver junger Mann sich zu mir gesellte. Wir hielten durch bis zum Schluss und gingen dann frühstücken. Seither waren wir nicht mehr getrennt. Später feierten wir mit unseren drei Kindern weiter. Die Kinder schliefen nebenan und wir tanzten an den Wochenenden die Nächte durch, als gäbe es kein Morgen. Ich habe das wohl von meiner Mutter geerbt. Auch sie brauchte nur wenig Schlaf, kam mit vier oder fünf Stunden aus – bei fünf Kindern. Bei ihr hielt sich das bis ins hohe Alter. Bei mir leider nicht. Mir wurde die Nachtschwärmerei irgendwann zu viel.

Ich weiß gar nicht mehr, wann genau es anfing sich zu verändern. Die Kinder waren bereits aus dem Gröbsten raus, nur die jüngste Tochter wohnte noch zu Hause. Unser Hund war gerade wegen Altersschwäche eingeschläfert worden. Meine Tochter hatte sehr an dem Tier gehangen, war mit ihm aufgewachsen. Ohne Hund zu leben kam für sie nicht infrage. Mir fehlte er auch, war er doch dreizehn Jahre mit uns gewesen. Ich hatte ihn sogar ins Büro mitnehmen können, wenn keine Kundentermine anstanden.

Ich wollte keinen neuen Hund, meine Tochter aber unbedingt. Ich muss also etwa Ende vierzig gewesen sein, arbeitete längst wieder Vollzeit. Die Aussicht, ihn allein aufzuziehen und Gassi zu führen, war mir plötzlich zu viel. Ich stellte fest, dass ich die letzte Abendrunde mit dem alten Hund bereits seit geraumer Zeit meinem Mann überlassen hatte. Abends schlief ich dann und wann im Gespräch ein, sogar am Telefon, wenn ich der Geschichte einer Freundin lauschte. Es zog mich sehr früh ins Bett. So ungewöhnlich das auch war, es passierte immer häufiger. Ich schlief länger, an den Wochenenden sehr lange, und doch stand ich morgens müde wieder auf. Offenbar fand ich in der Nacht keine Erholung mehr.

So blieb es ein paar Jahre. Häufige Erkältungen und eigenartiger Unmut kamen hinzu. Es schien, als hätten sich alle Keime auf mein Immunsystem eingeschworen. Kaum war ein Infekt überwunden, rollte die nächste Erkältungswelle über mich hinweg. Schlechte Laune und trübe Gedanken überkamen mich nun häufig. Ich war eigentlich nur noch schlecht drauf. Auch begannen meine Knochen wehzutun, fühlten sich schwer an.

Mein Mann beklagte sich eines Morgens darüber. Ich ließ ihn reden, drängte meine eigene wachsende Sorge beiseite. Noch kam es nicht infrage, diese Veränderungen ernst zu nehmen. Das geht vorüber, dachte ich, das kann noch nicht das Alter sein. Mein Mann ist ein stiller Mensch, der nicht viel spricht. Nun knallte er die Kaffeetasse auf den Tisch, dass das Geschirr klirrte, und es sprudelte förmlich aus ihm heraus. Es fehle ihm, mit mir Dinge zu unternehmen, ja, mit mir reden zu können. Ich schliefe ja ständig ein oder klagte bloß. Wo war die energiegeladene Melanie geblieben, die er vor vielen Jahren kennen- und lieben gelernt hatte? Es stank ihm reichlich. Die Jüngste sei alt genug und wir könnten im Grunde täglich ausgehen, wäre ich nicht so lahm geworden.

Das Wort „lahm“ erreichte mich an diesem frühen Morgen, schnitt tief ein in mein Bewusstsein. Bis jetzt hatte mein Mann keinen Ton gesagt. Hatte stillschweigend alle Veränderungen, die mit mir vorgingen, genauso hingenommen wie sein kontinuierlich zurückweichendes Haar. Ich sagte gar nichts. Auch das war mir zu viel. Schweigend brachten wir das Frühstück hinter uns und flohen dann an unsere Arbeitsplätze.

Dabei blieb auch meine Arbeit nicht von meiner Müdigkeit verschont. Ich, das fleißige Lieschen in allen Gassen, begann, mich durch die einst so anregenden Arbeitstage zu schleppen. Literweise kippte ich Kaffee in mich hinein, bis mein Magen streikte und ich auf grünen Tee umstieg. Wacher wurde ich trotzdem nicht, doch wenigstens drohte ich in den Besprechungen, in denen ich einst Wortführerin war, nicht mehr einzunicken. Ich fürchtete zunehmend die großen Projekte bei der Arbeit. Der Druck, die vielen Dinge, an die als Kundenbetreuerin in einer Hausverwaltung gleichzeitig zu denken sind, wuchsen mir über den Kopf.

Beinahe heimlich gab ich Aufgaben an junge Kolleginnen weiter. Dabei hatte ich immer den Ruf gehabt, nicht gut delegieren zu können und alle Arbeit an mich zu reißen. Meine langjährige Chefin sah darin einen Lerneffekt, für mich war es schlicht eine beschämende Notwendigkeit, die Schuldgefühle in mir auslöste und Befürchtungen schürte, die Kontrolle zu verlieren. Doch ich schaffte es einfach nicht mehr.

Die Einkäufe blieben nach der Arbeit unausgepackt in der Küche stehen. Unsere Putzfrau kann sie auch auspacken, dachte ich. Ich musste mich immer öfter hinsetzen. In unsere Altbauwohnung im dritten Stock zu steigen war anstrengend, brachte mich aus der Puste. Ich ertappte mich dabei, sehnsüchtig an einen Fahrstuhl zu denken, während ich schwer atmend die Treppen erklomm. Das Joggen stellte ich gänzlich ein, denn es verursachte Schmerzen in den Gelenken. Zu einem anderen Sport oder zu Gymnastik konnte ich mich nicht aufraffen. Allein der Gedanke, Neues auszuprobieren, war mir zu viel. Die hässliche Szene am Frühstückstisch lag lange zurück. Ich ging nur noch selten aus dem Haus, außer zur Arbeit. Meine Freundschaften pflegte ich auf Sparflamme, und das vollständig am Smartphone und via E-Mail.

Eines Abends lag ich auf dem Sofa und fühlte mich wie gewöhnlich vollkommen erschöpft. Ein langes Pfingstwochenende lag hinter uns, das ich tatsächlich ohne nennenswerte Aktivitäten verlebt hatte. Zwischen mir und meinem Mann war es still geworden. Wir sprachen kaum mehr als das Nötigste miteinander. Umso mehr horchte ich auf, als er seine Frage stellte. Sie brachte einen völlig neuen Aspekt in das gespenstische Schwinden meiner Vitalität. Mir kam endlich in den Sinn, zum Arzt zu gehen, denn mein Mann fragte, ob ich in den Wechseljahren sei.

Meine Gynäkologin machte einen Hormontest. Nein, die Wechseljahre waren es noch nicht. So das Ergebnis. Ich hatte ja auch keine Hitzewallungen. Im Gegenteil: Mir war immer häufiger kalt, eine Art innere Kälte, die mich sogar manchmal mit Wärmflasche auf dem Schoß im Büro sitzen ließ. Die Gynäkologin stellte allerdings in den Raum, dass chronische Erschöpfung im Spiel sei. Und die führe ja auch häufig in die Depression.

Ich kannte diese Vokabeln. Auch im Freundeskreis gab es Betroffene. Doch auf mich angewendet ergaben sie wenig Sinn. Was auch immer mit mir passierte, ich hatte nie die Arbeit so überhöht, dass ich ausbrannte, und meine

Familie darunter leiden lassen. Im Gegenteil. Meine Familie hat mir immer wieder Kraft und Zufriedenheit gespendet, ja, mich daran erinnert, wann Feierabend ist. Doch die Verantwortung für die Familie und meine Führungsposition bei der Arbeit stellten eine eindeutige Überforderung dar, so die Ärztin.

Erstaunlich, wie schnell die Etiketten kleben: Ich verließ die Praxis mit der Empfehlung eine Kur zu beantragen, einer Überweisung zum Psychiater und dem guten Rat, ausgiebig zu schlafen und Urlaub zu nehmen. Mein Mann war genauso entgeistert wie ich. In meinem Leben war ich nie ernsthaft krank gewesen und es hatte mich einiges an Überwindung gekostet, lediglich meiner Antriebsschwäche und Müdigkeit wegen zur Ärztin zu gehen (die Stimmungstiefs hatte ich bewusst verschwiegen).

Inzwischen war ich verzweifelt, denn ich schleppte mich bereits sechs lange Jahre erschöpft durchs Leben. Und es wurde schlimmer. Ich versuchte es beim Hausarzt. Alles Klopfen und Horchen sowie die Laborparameter bescheinigten mir vollständige Gesundheit. Auch er riet mir zur Kur. Das kam für mich überhaupt nicht infrage. Ich wollte in keine Klinik und schon gar nicht getrennt von meiner Familie sein. Und ich wollte auch keine Psychotherapie, wie der Psychiater sie mir vorschlug. Auch er hatte seinen Stempel, sein Befund lautete: Depressionen.

Mittlerweile waren meine Vermutungen, es könnte sich um eine vorübergehende Erscheinung handeln, blanker Angst gewichen. Ich schaffte es kaum mehr, einen halben Tag konzentriert zu arbeiten. Mein Gedächtnis ließ massiv nach, ich musste mir alles aufschreiben und peinliche Nachfragen bei den Kolleg:innen stellen. Ich konnte nicht mehr anders als meine tägliche Arbeitszeit auf vier Stunden zu verkürzen. Doch im Betrieb kam das gut an. Als Mutter dreier Kinder sollte ich mir mal eine Atempause gönnen und kürzertreten. Meine kinderlose Chefin war begeistert. Im Haushalt machte ich keinen Handgriff mehr. Mir tat ohnehin alles weh und ich legte mich nach der Arbeit auf das Sofa. Die Einkäufe erledigten mein Mann und meine

Tochter. Ich mochte mit niemandem mehr sprechen, kapselte mich ab. Es war einfach alles zu viel.

Nachts ergriff mich Panik. Der Schlaf, in dem ich mich nicht erholte, begann durchbrochen zu werden. Oft lag ich stundenlang wach und fantasierte darüber, dass mein Mann mich verließ, ich meinen Job verlor und die Kinder sich von mir, der kränkelnden Mutter, abwandten – ein Horrorszenario. Am nächsten Morgen war ich wie zerschlagen. Was sollte nur werden? Und dann nahm ich auch noch zu. Aus heiterem Himmel wurde ich, die immer Schlanke, dick.

Meine Verzweiflung trieb mich mit dunklen Ringen unter den Augen zu einer Heilpraktikerin. Eine Freundin hatte sie mir empfohlen. Die Frau war selbst chronisch krank geworden und hatte erst mit Naturheilverfahren wieder zu Kräften gefunden. Bei jedem Termin hagelte es Befunde. Die Leber, ja die gesamte Verdauung war mangelhaft. Rätselhafte Lebensmittelunverträglichkeiten und Infektionen mit fremdartigen Keimen wurden mir bescheinigt. Und natürlich die chronische Erschöpfung.

Ich schluckte alles, im wahrsten Sinn, nahm alle Tropfen und Kräuter ein, machte erste Bekanntschaft mit Akupunktur und Homöopathie, reinigte meinen Darm mittels sogenannter Ausleitungen und stellte meine Ernährung gemäß den Wünschen meiner Therapeutin um.

Wenig später kam ich gar nicht mehr aus dem Bett, geschweige denn auf die Beine. Mein Verdauungssystem stellte seinen Betrieb ein und nahm ihn dann übereifrig wieder auf. Erstverschlimmerung nannte sich dieses Phänomen und verschwand zum Glück wieder. Zu Kräften kam ich durch die Anwendungen zwar nicht, doch ich nahm wieder ab.

Ich hatte viel Zeit für den Kauf und die Zubereitung der Lebensmittel für meine Diät aufgewendet. So wurde mein Interesse an alternativen Heilverfahren geweckt. Denn bei meiner Heilpraktikerin wurde ich als ganzer Mensch betrachtet, nicht nur als Produzentin der aus meinen Körperflüssigkeiten abgeleiteten Testergebnisse und Zahlen.

Hier versteckten sich keine Ärzt:innen hinter Bildern, die Maschinen gemacht hatten, oder rätselhaften Kurven, die diese aufzeichneten. Ich ging gerne zu ihr. Es beschlich mich dort auch kein unangenehmes Gefühl, falsch gelebt zu haben und deshalb krank zu sein. Die Heilpraktikerin sprach oft von der Balance der Kräfte in uns und altem Heilwissen, um das im Grunde jeder Mensch wisse. Der Gedanke, eine kleine Heilerin in mir zu tragen, gefiel mir. Ja, er machte mir Mut.

Und so begann ich aller Müdigkeit zum Trotz wieder ein bisschen Sport zu treiben. Nordic Walking war eine sanfte, meine Gelenke schonende Art, meinen Stoffwechsel durch Bewegung anzuregen. Anfangs empfand ich es als albern, mit den Stöcken durch die Luft fuchtelnd durch den Park zu latschen. Früher hatte ich auf meinen Hunderunden die Walker:innen immer belächelt. Nun walkte ich also selbst. Und tatsächlich fühlte ich mich nach einem Walk zumindest kurzzeitig erfrischt. Danach war ich wieder völlig erledigt, doch für kurze Zeit verspürte ich etwas wie Wohlbefinden und Hoffnung. Eine Hoffnung, dass ich es irgendwie doch noch schaffen würde, wieder vitaler zu werden.

Mein Mann beäugte meinen sportlichen Neuanfang argwöhnisch. Wenn ich mich für einen Walk rüstete und zu den Stöcken griff, lehnte er unter Vorwänden ab, mich zu begleiten. Doch ich wusste, im Grunde begrüßte er jede noch so kleine Aktivität, der ich mich stellte, und wertete sie als Zeichen meiner Rückkehr in ein normales Leben.

An einem kalten Wintertag, eine geraume Zeit später, ging ich zur Apotheke. Ich schlich durch die dunklen Gassen des trostlosen Februarnachmittags, um meine bestellten Kräutertinkturen abzuholen. Inzwischen war ich mehr als fünfzehn Monate bei der Heilpraktikerin in Behandlung und doch von einem Durchbruch noch weit entfernt. Mein Darm war wohl sauber, die Leber gereinigt und diverse Lebensmittelunverträglichkeiten waren verschwunden. Meine Gelenke waren weniger steif und die Schmerzen gingen zurück. Doch die Kräfte kehrten einfach nicht zurück. Morgens starrte mir weiterhin ein blasses Gesicht mit tiefen Augenringen entgegen. Der Schlaf blieb dünn und wenig erholsam. Ich kam weiter regelmäßig müde und erschöpft von Urlaubsreisen zurück. Ich sollte und wollte Geduld haben, doch so langsam ging sie mir aus. Wie lange sollte diese Therapie noch dauern?

Vor mir stand eine klagende Kundin an der Kasse. Sie beschwerte sich, denn in dieser Apotheke waren keine „natürlichen" Hormone zu bekommen. Die Apothekerin verstand offenbar nicht, wovon die Frau sprach, und so erfuhr ich von der bereitwillig erklärenden Kundin, dass es Hormontherapeutika auf pflanzlicher Basis gibt, die den Stoffwechsel anregen, das Gemüt aufhellen und chronischer Erschöpfung entgegenwirken.

Augenblicklich begannen die Worte der Frau in meinen Ohren zu klingeln. Ich war neugierig und sprach die Kundin an. Sie war selbst chronisch krank und hatte vieles ausprobiert. Sie wirkte sehr vital und war so überzeugt von ihrer Therapie, dass ich regelrecht neidisch wurde. Ich wollte mich auch endlich besser fühlen. Die Suche nach Heilung strengt an, das Bangen und Hoffen auch. Bereitwillig nannte mir die Frau Namen und Anschrift ihres Hormontherapeuten. Noch am selben Tag vereinbarte ich ein Termin bei ihm. Im Vorgespräch stand möglicher Hormonmangel im Raum und ich ließ einen Hormontest machen.

Der Hormontest brachte ein niederschmetterndes Ergebnis zutage: Ich hatte von allem zu wenig. Selbst jene Hormone, von denen ich noch nie gehört hatte, die aber in meinem wie im Körper aller Menschen reichlich vorhanden sein sollten, hatten sich rargemacht. Während ich bei der Befundbesprechung in Tränen ausbrach, schien sich der Hormontherapeut zu freuen: „Frau P., dieser Befund ist eindeutig. Sie können sprichwörtlich nur noch aus dem letzten Loch pfeifen. Um wieder trillern zu können, brauchen Sie Hormone. Wir kriegen das hin!"

Wenig später begann ich eine Therapie mit natürlichen Hormonen und hormonell wirkenden Homöopathika. Die Gelenkschmerzen verschwanden sofort. Anfangs war ich misstrauisch. Würde diese Schmerzfreiheit andauern?

Doch auch mein Schlaf wurde erholsamer und schließlich gab es auch kein nächtliches Aufwachen mehr. Langsam kam ich wieder zu Kräften und war erst neutraler und dann sogar positiver Stimmung. Es dauerte etwa ein Jahr, bis sich mein Hormonhaushalt wieder stabilisiert hatte.

Das ist nun acht Jahre her. Mittlerweile bin ich tatsächlich in den Wechseljahren. Ich jogge wieder – mit unserem jungen Hund. Vier Stunden Arbeit, der Haushalt und der Hund reichen völlig, um mich auszulasten. Ich habe wieder Lust auf den Tag, wenn er beginnt, und die Arbeit macht mir Freude.

Miese Tage gibt es auch, das gehört ja zum Leben. Das Sofa im Wohnzimmer nehme ich abends auch wieder in Beschlag, falls es sich mein Mann und der Hund dort nicht schon gemütlich gemacht haben. Wir gehen wieder aus, wenn auch meistens am Wochenende. Die natürlichen Hormone gleichen bei mir das aus, was ins Ungleichgewicht geraten ist. Doch sie drehen die Uhr nicht zurück. Die Zeit, die Nächte durchzutanzen, ist vorbei. Ich werde älter und spüre es deutlich, in jeder Pore und in allen Knochen. Aber krank bin ich nicht mehr.

2 Kein Bock auf nichts: Depressionen in jungen Jahren

Daniel S.

Der junge Mann, der mir die Wohnungstür öffnet, wirkt in sich gekehrt und bittet mich mit einem verhaltenen Lächeln, hereinzukommen. An seinem kleinen Tisch in der Küche eröffnet mir Daniel S., dass er große Zweifel an unserem Gespräch habe. Er wolle über seine Krankheiten eigentlich gar nicht sprechen, sondern ganz normal und gesund sein, wie andere junge Männer seines Alters. Ich versuche ihm zu erklären, dass junge Menschen mit ähnlichen Problemen von seinem persönlichen Weg lernen könnten. „Gibt es denn noch andere außer mir?", fragt er fassungslos. „Ja, die gibt es", antworte ich. Das scheint ihn zu überzeugen und er beginnt zu erzählen.

Ich muss etwa zehn Jahre alt gewesen sein, als meine Mutter mit mir zum Kinderarzt ging. Sie machte sich Sorgen, weil ihrer Meinung nach irgendetwas mit mir nicht stimmte, sie sagte, ich sei sehr schlecht drauf. Ich erinnere mich nur noch daran, dass mir das Aufstehen morgens schwerfiel. Auch an den Wochenenden kam ich kaum aus dem Bett. Ich versäumte Verabredungen oder auch mal die erste Schulstunde. Ich hatte auch kaum noch Lust, irgendetwas zu machen. Nichts, was mir früher Spaß gemacht hatte, war noch okay für mich. Ich wollte nicht mehr im Sportverein Fußball spielen und Treffen mit Freunden wurden mir auch zu viel. Am liebsten lag ich auf dem Sofa, um abzuhängen.

Der Kinderarzt konnte damals nichts feststellen und versuchte, meine Mutter zu beruhigen. Er sagte, ich sei wohl in der Vorpubertät. Da könne eine Interessenlosigkeit schon mal vorkommen. Dann bekam meine Mutter einen neuen Job, für den sie ins Nachbardorf fahren musste. Vorher hatte sie halbtags beim Bäcker hier im Ort gearbeitet. Jetzt musste sie mit dem Bus fahren und länger arbeiten. Ich fand das nicht schlimm, ich war gern allein und drömmelte an den Nachmittagen nach der Schule so vor mich hin.

Als ich zwölf war, wurde meine Mutter vom Klassenlehrer zum Gespräch gebeten. Ich sei unaufmerksam und würde sehr viele Klassenarbeiten verhauen. Auch andere Lehrer:innen würden meine Konzentration vermissen und ich würde regelmäßig in den Unterrichtsstunden einschlafen.

Das stimmte. Ich hatte es meiner Mutter nicht erzählt, weil sie sich über so etwas immer gleich aufregte. Ich schlief damals schlecht und spielte dann Videospiele am Smartphone. Weil ich Kopfhörer benutzte, bekam sie nichts davon mit. Nach meinen Noten hatte sie mich lange nicht mehr gefragt und kam abends meistens müde von der Arbeit heim. Als sie mich nun fragte, sagte ich ihr, dass ich schon lange nicht mehr einschlafen konnte und nachts oft aufwachte.

Zuerst hatte sie den Verdacht, ich würde heimlich Horrorfilme gucken. Doch das tat ich nicht. Ich war müde, hundemüde sogar, und doch konnte ich nicht schlafen. Der Lehrer riet meiner Mutter, nochmal mit mir zum Arzt zu gehen, und das tat sie dann. Dabei kam aber wieder nichts heraus.

Inzwischen hatte ich nicht mal mehr Lust, an den Wochenenden oder in den Ferien zu meinen Großeltern zu fahren. Früher hatte mich das begeistert, denn sie haben ein großes Haus und viele Tiere. Unter anderem einen alten

Ziegenbock, der kleine Kunststücke vorführen konnte, wenn er wollte. Sie hatten auch einen großen Hund. Ich hatte mir immer ein Tier gewünscht, doch in unserer Wohnung durften wir keine halten. Ich spielte dann auch keine Videospiele mehr, konnte mich kaum noch darauf konzentrieren. Alles, was ich anfing, misslang irgendwie. Ich war sehr genervt und müde zugleich.

Als einmal eine Freundin meiner Mutter zu Besuch kam, wunderte sie sich, mich so teilnahmslos in meinem Zimmer abhängen zu sehen. Sie sagte meiner Mutter, sie glaube, ich sei depressiv. Da machte meine Mutter sich noch mehr Sorgen und vereinbarte einen Termin bei einer Psychiaterin.

Ich weiß noch, dass ich da auf keinen Fall hinwollte. Inzwischen war ich vierzehn und viel zu alt für den Kinderarzt, aber viel zu jung und gesund, um zum Psychiater zu gehen. Doch sie ließ nicht locker. Also ging ich mit ihr hin. Nach einer sehr langen Fragestunde befand die Psychiaterin, dass ich Depressionen hätte. Meine Mutter weinte. Es tat mir so leid, dass ich ihr so viel Sorgen machte. Ich musste zu einer Psychotherapeutin gehen und zweimal in der Woche eine Stunde mit ihr reden. Danach war ich immer todmüde und konnte auch keine Hausaufgaben mehr machen.

Wacher und aufmerksamer wurde ich durch die Psychotherapie auch nicht. Ich schleppte mich dahin wie in die Schule und wollte ansonsten nur noch meine Ruhe haben. Das ging ein gutes Jahr so und da die Psychotherapeutin keine Fortschritte bei mir sah, schlug sie meiner Mutter und mir vor, die Jugendpsychiaterin um ein Mittel gegen Depressionen für mich zu bitten.

Meiner Mutter gefiel das nicht, doch sie schleppte mich wieder zur Psychiaterin und die Pillen wurden mir verschrieben. Als meine Mutter dann zu Hause den Beipackzettel las und im Internet recherchierte, brach sie wieder in Tränen aus. Vermutlich waren es die Nebenwirkungen, die sie gelesen hatte. Sie hat mir die Pillen nie gegeben.

Stattdessen besprach sich meine Mutter wieder mit ihrer Freundin und die brachte Bücher mit zu uns nach Hause. Als sie diese durchgelesen hatte, vereinbarte meine Mutter wieder Arzttermine für mich. Ich weiß noch, ich hatte da wirklich keinen Bock mehr drauf. Es half ja sowieso alles nichts. Ich war dauermüde und lustlos, inzwischen fünfzehn Jahre alt und als psychisch krank abgestempelt. Außerdem wuchsen andere Jungen in meinem Alter und schossen in die Höhe, bekamen Muskeln und Bartwuchs. Ich war immer noch kaum größer als mit zwölf Jahren. Das war peinlich und trug zusätzlich dazu bei, dass ich nicht mehr aus der Wohnung wollte.

Die neue Ärztin stellte wieder viele Fragen und auch sehr persönliche, auf die ich nicht antworten wollte – schon gar nicht in Gegenwart meiner Mutter. Sie nahm mir Blut ab und beim nächsten Termin wurde uns gesagt, ich habe eine Schilddrüsenerkrankung, die sogenannte Hashimoto-Thyreoiditis. Ich verstand nur Bahnhof, sah jedoch das erschrockene Gesicht meiner Mutter. Die Ärztin bemühte sich, gut Wetter zu machen, und gab mir Pillen mit. Sie versprach mir, ich würde mich bald besser fühlen, würde leichter einschlafen und aufstehen können. Auch meine Laune würde sich bessern. Sie machte noch einige Untersuchungen und wollte mich dann nach einigen Wochen wiedersehen und Blut abnehmen.

Geglaubt habe ich der Frau nichts, aber ich habe dann doch mal im Internet geguckt, was das für eine Krankheit ist. War keine Freude, darüber zu lesen, aber Depression ist ja auch nicht besser. Die Pillen wurden ganz langsam über Wochen gesteigert. Anfangs bekam ich Schweißausbrüche und Herzrasen davon. Ich konnte mir nur noch wenige Dinge merken. Mich schwer konzentrieren zu können war eine Sache, doch kein Gedächtnis mehr zu haben, war eine ganz andere. Ich rief die Ärztin an, ohne meiner Mutter etwas zu erzählen. Die sprach dann aber mit ihr und sagte, dass die Vergesslichkeit vorübergehend und eine Nebenwirkung der Pillen sei.

In der Schule war das schlimm, doch meine Mutter sprach mit meinem Klassenlehrer und erklärte ihm, was los war. Der war aber immer noch auf dem ADS-Trip, was heute viele Kinder haben sollen. Schließlich brachte meine Mutter ihm ein Attest von der Ärztin und eine Broschüre mit Informationen über die Krankheit.

Nach ein paar Wochen fühlte ich mich wirklich etwas besser. Ich brachte von allein den Müll runter und machte ohne Aufforderung Hausaufgaben. Und besser einschlafen konnte ich auch. Meine Mutter registrierte das natürlich und war sehr erleichtert. Meine Schulnoten, mit denen ich in den letzten Jahren immer gerade so am Sitzenbleiben vorbeigeschrammt war, wurden auch etwas besser. Ich schlief im Unterricht nicht mehr ein und konnte mich viel besser konzentrieren. Schließlich raffte ich mich auch wieder zum Sport auf. Der machte mir plötzlich so viel Spaß, dass ich am liebsten jeden Tag auf dem Fußballplatz verbracht hätte.

Was sich nicht veränderte, war mein Aussehen. Ich war noch immer so klein wie ein Junge. Meine Kumpels rasierten sich inzwischen, hatte tiefe Stimmen und überragten mich um zwei Kopflängen. Es war, als wollte mein Körper nicht in die Pubertät kommen – obwohl ich die Pillen nahm. Als ich fast achtzehn Jahre alt war, begann ich plötzlich dick zu werden. Ich aß viel, weil ich ja auch viel Sport trieb, und hatte entsprechend viel Hunger. Ich weiß noch, dass ich zusehen konnte, wie mein Bauch wuchs. Schlimm, wie bei einem alten Mann. Auch an den Hüften setzte ich Speck an. Auf dem Fußballplatz hänselten mich die Kumpels: „Na, Kurzer, willst du nicht lieber in die Höhe statt in die Breite wachsen?"

Ich war drauf und dran, den Sport aufzugeben, doch diesmal war meine Mutter schneller. Nochmal machte die Ärztin einen Bluttest. Die Schilddrüse war okay, aber die anderen Hormone nicht. Sie sagte mir, ich habe Progesteronmangel. Ich weiß noch, dass ich aufsprang und aus dem Behandlungszimmer raste. Ich hatte die Nase voll! Jahrelang sollte ich irgendetwas haben, erst hieß es Depression und später Hashimoto. Mit Frauenhormonen wollte ich nichts zu tun haben. Ich dachte, die Ärztin spinnt doch! Wenn mir noch etwas fehlte, dann vermutlich das Männerhormon Testosteron.

Danach herrschte zwischen meiner Mutter und mir Schweigen. Aus Tagen wurden Wochen, in denen wir gerade das Nötigste redeten, ansonsten wehrte ich jeden Gesprächsversuch von ihr ab. Sie schob mir Blätter unter der

Zimmertür durch. Die rührte ich nicht an. Ganz schlimm war, dass ich weiter zunahm. Es war unglaublich, doch ich fühlte mich wie ein aufgetriebener Hefeklops.

Schließlich ging ich doch noch einmal zu der Ärztin, aber ohne meine Mutter. Sie untersuchte wieder mein Blut und meinte dann, dass meine Schilddrüsenerkrankung vermutlich dazu beigetragen hätte, dass ich so spät in die Pubertät kam. Meine Sexualhormone waren durcheinander. Sie erklärte mir, dass Männer und Frauen dieselben Hormone im Körper haben, nur in unterschiedlichen Mengen. Meinem Körper würde nur eine Minimaldosis Progesteron fehlen, um sich wieder selbst zu regulieren. Die Ärztin wollte mir natürliche Hormone aufschreiben – sie seien ungefährlich, meinte sie.

Ich nahm die Hormone, auch wenn ich anfangs Angst hatte, dass mir Brüste wachsen würden. Über mehrere Monate suchten wir die richtige Dosis und das Hefeklopsgefühl ging tatsächlich langsam weg. Ich war inzwischen volljährig und ging allein zur Ärztin. Nach gut zehn Monaten war mein Bauch wieder flach und der ganze Speck tatsächlich weg. Und kurze Zeit später begann ich zu wachsen. Endlich! Inzwischen bin ich einhundertsiebenundachtzig Zentimeter groß und zufrieden.

Heute brauche ich kein Progesteron mehr, ich konnte es nach gut eineinhalb Jahren absetzen. Meine Schilddrüsenerkrankung aber wird bleiben. Depressionen habe ich keine und hatte vielleicht auch nie welche, weil es ja die Hormone waren, die mir fehlten. Ich hoffe, meine Geschichte hilft anderen Jungen und auch Mädchen, die sich in dem Alter ähnlich mies fühlen.

3 Wenn der Bauch sich monatlich entzündet: Endometriose

Kathlen K.

Um uns herum tost Stimmengewirr und das Geklapper von Geschirr. Kathlen K. begrüßt mich in einem Berliner Studentencafé. Das Interieur habe sich in den letzten zwanzig Jahren nicht verändert, sagt sie, während ihr Blick durch den Raum schweift. Nur ein wenig älter wirke es hier. So wie sie selbst auch, so Kathlen K. Inzwischen sei sie ja auch in die Jahre gekommen – aber wieder bei Kräften. Als junge Frau war das anders. Sie war plötzlich sehr krank geworden und das hatte sie über viele Jahre immer wieder aus der Bahn geworfen.

Vor einigen Jahren versuchte ich wieder einmal meinen gesundheitlichen Problemen auf den Grund zu gehen. Ich kontaktierte meine Schwester, die auch chronisch krank war und an verschiedenen Autoimmunerkrankungen litt. Sie hatte bereits verschiedene alternative Heilverfahren ausprobiert und vor Kurzem war bei ihr langjähriger Hormonmangel festgestellt worden. Erst vor wenigen Wochen hatte sie eine Therapie auf Basis natürlicher Hormone begonnen und viele ihrer hartnäckigen Symptome, die sie schon längere Zeit zu heilen versucht hatte, waren im Verschwinden begriffen.

Ich horchte auf, denn ich hatte etliche Jahre meines Lebens Hormone eingenommen. Inzwischen wusste ich um die Risiken der Hormontherapie. Doch wenn die natürlichen Hormone, von denen meine Schwester sprach, tatsächlich keine schädlichen Nebenwirkungen hatten und umfänglich auf das Immunsystem, die Psyche und alle anderen Körpersysteme wirkten – vielleicht war diese Therapie ja auch ein möglicher Weg für mich?

Hormonelle Probleme hatte ich bereits als junger Mensch. Als 1965 Geborene kam ich mit zwölf Jahren für meine Generation ungewöhnlich früh in die Pubertät und entwickelte eine starke Gesichtsakne. Ich weiß noch, wie minderwertig ich mich mit meinem entstellten Gesicht fühlte. Über mehrere Jahre war ich bei einem Hautarzt in Behandlung. Diese war äußerst schmerzhaft, brachte aber keine Linderung.

Als ich eine Ausbildung zur Bauzeichnerin begann, war die Akne noch immer da. Eine schwere Stauballergie kam hinzu und verstärkte sich rasch. Neben Staub reagierte ich auch bald auf Tierhaare und Gräser. Da eine Katze im Büro meines Ausbildungsbetriebes lebte und ich noch dazu auf Baustellen und Berufsschulwerkstätten ständig Staub und Tierhaaren ausgesetzt war, entwickelte ich Asthma. Bald kamen Allergien gegen Hausstaub, Federn und Hundehaare hinzu. Mit zwanzig Jahren ertrug ich es nur noch wenige Minuten, gemeinsam mit einem Tier in einem geschlossenen Raum zu sein. Damals hielt ich die Allergie noch für ein vorübergehendes Übel und begann alles zu meiden, was mir einen asthmatischen Anfall bescheren konnte.

Im Anschluss an meine Berufsausbildung holte ich das Abitur nach und entschied mich, Architektur zu studieren. Ich ging mit meinem Lebensgefährten nach Berlin. Etwa zeitgleich begann ich mit der Einnahme der Antibabypille und endlich schwächte sich die Akne etwas ab.

Ich war ein Jahr in Berlin, als die Mauer fiel und die Stadt im Freudentaumel kochte und vibrierte. Mein Freund und ich hatten uns inzwischen auseinandergelebt und trennten uns einvernehmlich. Ich erlebte einige aufregende Jahre und hatte in dieser Zeit keine weiteren gesundheitlichen Probleme außer denen, die bereits existierten. Inzwischen kannte ich die Auslöser meiner Allergie, mied systematisch alle Orte, die das allergische Asthma auslösen konnten, und schlief unter Kunstfasern. Die reizten mein Immunsystem nicht und verschafften mir einen ruhigen Schlaf.

Am Ende meines Studiums lernte ich einen jungen Mann kennen und wurde kurze Zeit später ungewollt schwanger. Wir waren verliebt ineinander, doch ich stand mitten im Endspurt und einen ungünstigeren Zeitpunkt für ein Baby hätte es nicht geben können. Ich sah mich in einem großen Konflikt, denn ich wollte ja Kinder – jedoch zu einem späteren Zeitpunkt in meinem Leben.

Schweren Herzens entschied ich mich für einen Abbruch. Er wurde ambulant vorgenommen und es gab keine Komplikationen. Während der aufreibenden Diplomprüfungen bekam ich jedoch plötzlich Bauchschmerzen, zu denen sich ungewöhnlich starke Regelblutungen gesellten. Damals sagte ich mir, das sind vermutlich die Nachwirkungen des Abbruchs und die Folgen des Stresses. Ich versuchte, die Schmerzen zu ignorieren, und wenn es sein musste, nahm ich Schmerztabletten. Schließlich bestand ich die Diplomprüfung und feierte trotz Bauchschmerzen einige Tage und Nächte mit meinen Studienkolleg:innen.

Nach der Wende stand Deutschland wie auch Berlin vor vielen großen Aufgaben, wie dem Aufbau von Infrastruktur und der Sanierung von Wohngebäuden und Baudenkmälern in ganz Ostdeutschland. Damals wurden händeringend Architekt:innen gesucht und ich hatte freie Wahl, für welches Büro ich arbeiten wollte. Innerhalb kürzester Zeit konnte ich mich in einem renommierten Berliner Architekturbüro etablieren, doch mein Bauch schmerzte weiter.

Ich schob die Sorge darum beiseite, denn ich war jung und vertraute auf meine Selbstheilungskräfte. So plötzlich die starken Schmerzen und Blutungen gekommen waren, so rasch verschwanden sie allmonatlich nach der Periode wieder. Was sollte schon passieren?

Nach zwei Jahren im Betrieb vertraute man mir die Leitung des Büros mit Personalverantwortung an. Meine Freude ob dieses Karrieresprungs war riesengroß. Von einer solchen Herausforderung hatte ich während meines ganzen Studiums geträumt. Voller Energie und Tatendrang stürzte ich mich auf meine neuen Aufgaben, arbeitete extrem viel und hatte kaum noch Freizeit.

Dieses übersteigerte Arbeitspensum hatte jedoch auch eine Kehrseite. Meine neue Position bestand eigentlich aus zwei Jobs, denn ich hatte die Leitung des Büros inne und war überdies auch für die Baustellen verantwortlich. In Teilen überforderte mich die Doppelbelastung, doch damals sah ich das als den Preis für meine Selbstverwirklichung.

So wenig ich in dieser Zeit an meinen Bauch zu denken versuchte – er ließ nicht locker. Meine Beschwerden wurden sogar schlimmer und wuchsen sich schließlich zu regelrechten Schmerzkrisen aus. Mich wunderte das, denn eigentlich lebte ich genau so, wie ich es mir immer erträumt hatte: Ich hatte eine erfüllende Arbeit und war glücklich mit meinem Partner. Unsere Beziehung war stabil und wir wollten zusammenbleiben. Dennoch litt ich immer mehr unter den massiven Schmerzen und starken Blutungen.

Als beides unerträglich wurde, konsultierte ich einen Gynäkologen. Ich war geschockt, als er eine tennisballgroße Zyste am linken Eierstock diagnostizierte und den Verdacht auf Endometriose aussprach. Noch nie hatte ich von dieser Erkrankung gehört. Keine meiner Freundinnen hatte diese Krankheit, doch laut Aussage des Gynäkologen gab es immer mehr junge Frauen in Deutschland, die daran litten. Endometriose ist eine Autoimmunerkrankung der Gebärmutter. Die sich allmonatlich in der Gebärmutter aufbauende Schleimhaut wandert im Laufe des Monatszyklus in den Bauchraum hinein und versprengt sich dort, setzt sich an den Eierstöcken, der Gebärmutter, aber auch am Darm und an anderen Orten im Bauchraum fest. Sie formiert sich zu Zysten, gutartigen Geschwüren, die sehr groß werden können. Äußerst schmerzhaft bluten diese dann mit jeder Menstruation ab. Im Laufe der Zeit führen diese Zysten zu Verwachsungen der inneren Geschlechtsorgane.

Damals traute ich meinen Ohren nicht, wurde jedoch von dem Arzt sofort in die Klinik überwiesen, um die Zyste unter Vollnarkose entfernen zu lassen. Es gab zur damaligen Zeit kaum Literatur über die Erkrankung. Eine kleine Broschüre mit dem Titel „Endometriose ist gutartig, gemein, aber nicht tödlich" war das Einzige, dessen ich habhaft werden konnte. Ursachen der Erkrankung wurden keine beschrieben und die einzigen Therapiemöglichkeiten waren operative Eingriffe und Hormonbehandlungen, die die monatlichen Blutungen unterdrücken.

Meine Hoffnung, nach der Entfernung der Zyste wäre ich geheilt, zerschlug sich. Auch nach der Operation kehrten die Schmerzen jeden Monat wieder. Sie begannen mich zu zermürben und auch meine Nächte waren inzwischen davon betroffen. Erholsam schlafen konnte ich nur noch selten und nach dem Aufwachen war jeder Tag dominiert von der Furcht vor möglichen Schmerzen. Wenn sie kamen, versuchte ich sie mit starken Schmerzmitteln zu unterdrücken. Aber die zeigten entweder nur kurzzeitig oder keinerlei Wirkung und schließlich stellten sich Nebenwirkungen dieser Medikamente ein: Ich bekam Magenbluten.

In dieser Zeit konnte ich mich lediglich in den gemeinsamen Urlauben mit meinem Lebensgefährten entspannen. Hochleistungsorientiert, wie ich damals war, ging ich nach der ersten Operation rasch wieder ins Büro, um mein versäumtes Arbeitspensum wieder aufzuholen. Da die Schmerzen nicht nachließen und neue Zysten wuchsen, die regelmäßig neue operative Eingriffe nach sich zogen, riet mir der behandelnde Gynäkologe zu einer Hormontherapie. Diese sollte mich vorzeitig in die Wechseljahre versetzen und meine Hormonproduktion sehr stark drosseln. Damit könne das unkontrollierte Zystenwachstum unterdrückt werden.

Zu Beginn der Therapie war ich noch keine dreißig Jahre alt und fürchtete mich sehr vor den Nebenwirkungen. Und tatsächlich verwandelten mich die Hormone binnen weniger Tage in eine Fünfundfünfzigjährige. Mein Konzentrationsvermögen ließ stark nach und auch mein Gedächtnis schwächelte. Ich fühlte mich wie eine andere Person, war nicht mehr ich.

Psychisch hat mich die Hormontherapie genauso belastet wie zuvor die Schmerzen. Ich war sehr deprimiert und hatte häufig schlechte Laune. Kleinste Abweichungen von Planungen setzten mir zu und brachten mich aus der Fassung. Es war erschreckend, wie ich mich veränderte, und ich fürchtete um meine Arbeitsfähigkeit.

Ich erinnere mich noch an Meetings in jener Zeit. Regelmäßig saß ich in Baubesprechungen, wenn mich plötzlich heftige Hitzewallungen und Schweißausbrüche überkamen. Ich konnte dann gar nicht mehr denken, spürte, wie das Blut in meinen Kopf schoss und der Schweiß in Strömen meinen Körper hinablief. Es erschien mir widernatürlich und war mir sehr peinlich. Meine Kolleg:innen und auch andere Menschen ahnten nicht, wie es in mir aussah. Äußerlich war ich eine junge Frau und innerlich in den Wechseljahren.

Nach kurzer Zeit bemerkte ich, dass auch diese Therapie nicht wirklich half. Die Schmerzen blieben und schon bald wurde eine weitere Zyste diagnostiziert. Wieder begab ich mich für eine Operation ins Krankenhaus. Als ich es diesmal verließ, nahm ich mir vor, von nun an bewusster zu leben, mich gesünder zu ernähren und zu lernen, mich zu entspannen. Mein Leben bestand nur noch aus Arbeit, die ich in meinem Zustand kaum noch bewältigen konnte, und schlafgestörten Nächten, die mir keine Erholung bescherten. Ich versuchte, wieder in Kontakt zu meinen schöpferischen Fähigkeiten zu kommen, besuchte Kreativkurse und wollte Techniken der Entspannung erlernen. Doch schon bald musste die nächste Zyste entfernt werden. Die Endometriose kam immer wieder – sie war nie wirklich weg. Nur ihre Auswüchse wurden weggeschnitten.

Es war für mich nur schwer zu akzeptieren, dass ich als junge Frau bereits chronisch krank war und mit permanenten Schmerzen leben musste. So hatte ich mir mein Leben nicht vorgestellt. Doch ich spürte inzwischen, dass es neben der Erfüllung im Beruf auch noch etwas ganz anderes gab, wonach ich mich sehnte.

Als ich dreiunddreißig Jahre alt wurde, sah ich mich bereit, eine Familie zu gründen. Auch mein Lebensgefährte wollte ein Kind, und dieses Mal sollte es ein Wunschkind sein. Ich war damals in ständiger Angst vor neuen Zysten und suchte regelmäßig einen Gynäkologen auf, der Experte für Endometriose war. Er erklärte mir, eine Schwangerschaft könne der Krankheit entgegenwirken, und mein Kinderwunsch wurde zum Hauptgegenstand der Termine.

Doch ich wurde nicht schwanger. Mein Lebensgefährte und ich ließen uns untersuchen und erfuhren, dass die Chancen, ein Kind zu bekommen, sehr gering waren. Aber je mehr ich mich mit dem Thema beschäftigte, umso größer wurde mein Kinderwunsch. Sogar eine künstliche Befruchtung ließ ich über mich ergehen, ohne Erfolg. Mein Unterleib war verwachsen, die Eileiter waren von der Endometriose und den vielen Operationen demoliert. So jung ich noch war, blickte ich doch bereits auf eine „Hormonkarriere" zurück, die ihresgleichen suchte. Mein Menstruationszyklus war anhaltend gestört und offenbar war ich unfruchtbar geworden.

Dann nahm mein Lebensgefährte eine neue Arbeit in Norddeutschland an und zog dorthin zurück. Meine aufreibende Arbeit ermüdete mich zusehends und ich spürte ein verstärktes Ruhebedürfnis in mir. In meiner Erschöpfung kam mir die Wochenendbeziehung, die wir zwei Jahre lang führten, sehr entgegen. Doch die Distanz entfremdete uns einander auch.

Schließlich nahm ich eine Arbeit in Hamburg an, zog zu meinem Lebensgefährten nach Lübeck und pendelte täglich zur Arbeit. Abends und an den Wochenenden sanierten wir unsere neue Wohnung und ich versuchte, endgültig mit meinem unerfüllten Kinderwunsch abzuschließen. In dieser Zeit kam ich abends müde und abgekämpft aus Hamburg nach Hause.

Die neue Arbeit in einer Wohnungsbaugesellschaft erfüllte mich nicht. In Lübeck musste ich mich einleben und hatte noch nicht viele Kontakte oder neue Freundinnen. Immer öfter verspürte ich Magenschmerzen und litt unter Übelkeit. Schließlich suchte ich einen Facharzt auf, um ein Magengeschwür auszuschließen.

Mein Magen war im Ultraschall unauffällig, doch der Arzt entdeckte etwas Ungeheuerliches: Ich war in der neunten Woche schwanger – ich bekam ein Baby! Ich konnte es kaum fassen – die ganze Welt hätte ich umarmen können. Meine Schwangerschaft galt wegen der Endometriose als risikoreich, doch sie verlief ganz normal. Schließlich brachte ich mit Kaiserschnitt und langer Geburt einen gesunden Sohn zur Welt.

Als ich mit meinem Neugeborenen nach Hause kam, wurde ich sofort krank. Eine schwere Grippe erwischte mich und auch meinen erst wenige Tage alten Sohn. Dank der Hilfe einer Hebamme und meiner Mutter schafften wir es. Ich war sehr schwach, schob das aber auf den Kaiserschnitt und die fast vierzehn Tage, die Anton bei seiner Geburt bereits überfällig war. Dass mit einer Autoimmunerkrankung einfach alles anders ist als bei einer gesunden Frau, die entbunden hatte, kam mir nicht in den Sinn.

Mein Lebensgefährte war beruflich sehr häufig im Ausland, manchmal mehrere Wochen am Stück. So baute mein Sohn zu meinen Eltern eine stärkere Bindung auf als zu seinem Vater. Anton war viel krank. Schon früh plagten ihn neben den gewöhnlichen Kinderkrankheiten wiederkehrende Lungenentzündungen, Asthma und Allergien – er kam scheinbar ganz nach seiner Mutter.

Für uns Eltern war die Zeit für Zweisamkeit wegen der Dienstreisen und der Bedürfnisse unseres häufig kränkelnden Kindes sehr eingeschränkt. Vielleicht war das einer der Gründe, warum wir uns knapp zwei Jahre nach Antons Geburt trennten.

Mit Antons Geburt verschwand meine Akne und kam nicht wieder. Leider war auch meine Naturkrause weg. Irgendeine hormonelle Umstellung hatte stattgefunden. Aber für eine pickelfreie Haut nahm ich gerne glattes Haar in Kauf. Das Beste jedoch war, dass sich scheinbar auch die Endometriose in Luft aufgelöst hatte. Mein Bauch gab endlich Ruhe. Wenn auch widerwillig, nahm ich auf Anraten des Gynäkologen die Antibabypille, die die Eigenproduktion jener Hormone verhindern sollte, die meine Erkrankung begünstigten. Ich konnte dem neuen Frieden noch nicht trauen, schielte weiterhin argwöhnisch auf den Kalender und erwartete ängstlich meine Menstruation.

So entlastend die Freiheit von nachwachsenden Zysten auch war, meine Jahre als Alleinerziehende wurden sehr schwer. Der Bauboom nach der Wende war längst vorbei und im strukturschwachen Schleswig-Holstein fand ich in meinem Beruf keine Arbeit. Mit Minijobs schlug ich mich durch und gestand mir irgendwann ein, dass meine Karriere als erfolgreiche Architektin vorbei war. Ich war alleinerziehende Mutter und sah mich oft mit dieser Situation überfordert. Schließlich trug ich die Verantwortung für meinen Sohn ganz allein, denn sein Vater wanderte aus. Mit Unterstützung meiner Eltern schafften wir Antons Grundschulzeit.

Als er auf die weiterführende Schule kam, hatte ich nur noch gelegentlich meine Regel und registrierte eine zunehmende Nervosität und Empfindlichkeit an mir. Alles machte mich fahrig und regte mich maßlos auf. Ich schlief immer schlechter und in manchen Nächten konnte ich gar keinen Schlaf mehr finden. Viele Alltagsgeräusche waren wie Krach für mich.

Meine Empfindlichkeit ging so weit, dass ich im Garten meiner Eltern kein Nickerchen mehr halten konnte, weil mir die Vögel zu laut zwitscherten. Überhaupt war meine Reizbarkeit gestiegen und inzwischen lieferte ich mir erbitterte Gefechte mit meinem pubertierenden Sohn. Meine Unruhe war so groß, dass ich vor einer einstündigen Autofahrt mindestens viermal zur Toilette ging, um auf der Fahrt nicht zu müssen. Und hatte unterwegs trotzdem Harndrang.

Dass dies mit einem vorzeitigen Rückgang meiner Hormonproduktion zu tun haben könnte, wusste ich noch nicht, und ich schrieb all diese Dinge meiner Lebensführung zu. Ich war nicht glücklich und hatte viele Sorgen. Es war ja alles ganz anders gekommen als gedacht. Seit Jahren mangelte es an einer unseren Lebensunterhalt sichernden und sinnstiftenden Arbeit. Auch die beständige Partnerschaft, die ich mir so sehr wünschte, fehlte mir. All das konnte einer alleinerziehenden Mutter doch nur den Schlaf rauben. Dieser

Meinung waren Ärzt:innen und Psycholog:innen gleichermaßen, wenn sie das Wort „alleinerziehend“ nur hörten.

Nur ein einziges Mal ging es darüber hinaus. Damals ging ich nach einigen schlaflosen Nächten und nervösen Tagen zu einer Psychologin. Sie war sehr einfühlsam und riet mir am Ende des Gesprächs, zu einem Psychiater zu gehen. Sie vermutete manifeste Depressionen und gab zu bedenken, dass ich möglicherweise Antidepressiva bräuchte.

Geschockt verließ ich ihre Praxis. War es so weit gekommen, dass ich Chemie für meinen Kopf brauchte? Ich lehnte ab, denn ich wusste, was ich brauchte, war eine vernünftige Arbeit – der Rest würde sich finden. Mir mangelte es an der beruflichen Basis, von der aus ich für meinen Sohn und mich sorgen konnte. Sicher würde ich dann besser schlafen, hätte ein stabileres Nervenkostüm und würde auch das Leben wieder genießen können.

Und tatsächlich fand ich wenig später in einem Architekturbüro eine Anstellung. Meine Freude, endlich wieder in meinem beruflichen Umfeld zu arbeiten, war ungeheuer groß. Das Gehalt war gering, doch ich fühlte mich wohl dort und atmete erst einmal tief durch. Wider Erwarten verschwanden oder besserten sich meine nervösen Beschwerden keineswegs. Unter dem Druck, mich im neuen Job zu beweisen, wurden sie sogar schlimmer.

So versuchte ich, in dieser Zeit Entspannung und Erholung auf die Wochenenden zu verschieben, um mich auszuschlafen. Doch ich fühlte mich selbst dann immer erschöpfter, wenn ich ausreichend schlief. Bei der Arbeit ließ ich davon nichts erkennen, ich wollte und brauchte die Arbeit unbedingt.

Irgendwann baute das Büro aus wirtschaftlichen Gründen Stellen ab und Mitarbeiter:innen wurden entlassen. Ich, die als Letzte gekommen war, musste als Erste gehen. Die Kündigung traf mich hart und löste eine neue Krise in meinem Leben aus. Was sollte nun werden? Wieder sah ich mich in meiner Existenz bedroht und das raubte mir einmal mehr den Schlaf. Doch die Arbeitslosigkeit verschaffte mir zeitlichen Freiraum. Jetzt konnte und wollte ich meinen gesundheitlichen Problemen nachhaltig auf den Grund gehen.

Als mir meine Schwester dann am Telefon von den chronischen Erkrankungen, die durch anhaltenden Hormonmangel ausgelöst werden können, erzählte, wurde ich hellhörig. Endometriose, Schlaflosigkeit, psychische Veränderungen – es waren so viele mir sehr vertraute Beschwerden dabei. Sie riet mir, einen Ratgeber über die natürliche Hormontherapie zu lesen. Und tatsächlich fand ich mich während der Lektüre des Buches an verschiedenen Stellen wieder.

Ich las, dass Hormone im menschlichen Körper weit mehr regulieren als die Fruchtbarkeit und Sexualität. Ein Mangel könne zu ernsthaften Erkrankungen führen. Im Internet stieß ich auf ein Netzwerk von Therapeut:innen für natürliche Hormontherapie und fand in meiner Nähe eine Ärztin, die mit dieser Behandlungsmethode arbeitete.

Bereits während des Vorgesprächs äußerte die Ärztin die Vermutung, bei mir könne erheblicher Hormonmangel vorliegen. Wenige Tage später bestätigte der Laborbefund dies. Meine Progesteronwerte waren derart niedrig, als wäre ich nicht in den Vierzigern, sondern weit über sechzig Jahre alt.

Ich erfuhr, dass anhaltender Progesteronmangel zu einem vorzeitigen Eintritt in die Wechseljahre führt. Die molekular veränderten, synthetischen Hormone – so auch die lange Einnahme der Pille – hatten meine körpereigene Progesteronproduktion drastisch reduziert. Die Hormonärztin bestätigte mir, dass die Folgen davon Depressionen, Reizbarkeit und Schlafstörungen bis hin zu verschiedenen Autoimmunerkrankungen sein können.

Ich verlor während des Gesprächs die Fassung und konnte meine Tränen nicht zurückhalten. So viele Jahre lebte ich inzwischen mit meinem labilen Nervenkostüm und einem gestörten Schlaf. Ganz zu schweigen von denen in Angst und Schmerzen, als die Endometriose mein Leben bestimmt hatte.

Sollte es tatsächlich so einfach sein? Warum war keine:r meiner behandelnden Ärzt:innen und Therapeut:innen darauf gekommen? Und wenn die Hormonärztin recht hatte, wie hatten die Gynäkologen von damals solch schwerwiegende Spätwirkungen in Kauf nehmen können, indem sie mir wissentlich ihren Hormontherapien zumuteten?

Ich war aufgebracht und auch sehr durcheinander. Waren denn die neuen natürlichen Hormone wirklich anders? Oder würden auch diese wieder meine ohnehin schon spärliche Hormonproduktion behindern?

Die Hormonärztin versuchte mich zu beruhigen und machte mir Hoffnung. Sie versicherte mir, dass die natürlichen Hormone keine blockierende Wirkung hatten, sondern, im Gegenteil, die körpereigene Hormonproduktion wieder anregten. Sie bargen auch kein gesteigertes Thrombose-, Krebs- oder Schlaganfallrisiko wie die molekular veränderten Hormone, die ich damals eingenommen hatte.

Ich wollte ihr glauben, doch hundertprozentig überzeugt war ich noch nicht. Ich recherchierte im Internet und las in verschiedenen Foren, in denen sich Frauen über ihre positiven Erfahrungen mit der natürlichen Hormontherapie austauschten. Ich entdeckte, dass sie dies bereits seit vielen Jahren taten, einige Forenbeitrage stammten aus den frühen 2000ern. So lange gab es die Therapie bereits? Ich staunte.

Mit diesen Erkenntnissen und meinem Ratgeber über die natürliche Hormontherapie konfrontierte ich meine Gynäkologin. Wie ich vermutete, kannte sie die natürliche Hormontherapie nicht, riet mir jedoch dringend davon ab. Sie setzte die neue Hormontherapie mit der alten gleich, ohne sich informiert zu haben. Doch wie konnte sie zu einer Therapieform einen medizinischen Rat erteilen, von der sie selbst gar keine Kenntnis hatte?

Damals kam mir der Gelehrte Galileo Galilei in den Sinn, der mit seiner Entdeckung, dass die Erde eine Kugel und keine Scheibe ist, auf Granit biss. Auch ihm hatte man nicht geglaubt und ihn sogar angefeindet. War die Medizin etwa eine Art Glaube, eine Religion? Meine Gynäkologin weigerte sich, den Ratgeber, den ich mitgebracht hatte, auch nur in die Hand zu nehmen. Ihre abwehrenden Hände signalisierten das Ende des Gesprächs.

Aufgebracht berichtete ich meiner Hormontherapeutin von der Diskussion mit meiner Gynäkologin. Sie war wenig verwundert und gab an, diese Rückmeldungen von vielen Patientinnen zu bekommen, die ihre Fachärzt:innen zu der neuen Therapie befragten.

Für mich war die Abwehrhaltung meiner Gynäkologin jenes Quäntchen, das ich noch gebraucht hatte, um mich für die neue Therapie zu entscheiden. Am liebsten wollte ich die natürliche Hormontherapie sofort mit der Zieldosis beginnen. Doch es sollte langsam und mit nur geringen Dosen ein Hormonspiegel in meinem Körper aufgebaut werden. So konnte dieser sich an die Hormonzufuhr gewöhnen und wurde angeregt, wieder vermehrt selbst Hormone zu produzieren. In meinen Symptomen und den alle drei Monate kontrollierten Laborwerten würde sich die Harmonisierung meines Hormonhaushalts widerspiegeln und binnen eines Jahres sollte laut Hormonärztin die Zieldosis erreicht sein.

Bereits nach wenigen Tagen begann ich die Wirkung der natürlichen Hormone zu spüren. Ich registrierte, dass meine Gedanken nicht mehr davoneilten – endlich vermochte ich wieder einen Gedanken zu Ende zu denken, ohne abzuschweifen. Nach langer Zeit registrierte ich eine längst verloren geglaubte Konzentriertheit an mir. Meine Stimmung hellte sich auf – ich sah einem neuen Tag am Morgen nicht mehr mit Unbehagen entgegen. Meine Nächte wurden weniger häufig vom Aufwachen durchbrochen und ich fand endlich wieder Erholung im Schlaf. Während des dritten Therapiemonats kehrten meine Kräfte zurück. Ich fühlte mich wie eine andere und doch irgendwie wie früher, als ich noch energiegeladen war. Es war, als hätte sich ein Schleier gelichtet.

Dabei blieb meine Lebenssituation die gleiche und ich drängte sie nicht weg. Die hitzigen Diskussionen mit meinem Sohn blieben mir genauso erhalten wie die unausweichliche berufliche Neuorientierung, die vor mir lag. Aber ich fühlte mich endlich wieder in der Lage, die täglichen Herausforderungen meines Lebens anzunehmen. Altern tue ich trotzdem, denn die natürliche Hormontherapie hat meine Lebensuhr keineswegs angehalten. Doch ich altere, ohne psychisch oder körperlich in Folge von Hormonmangel zu erkranken. Ich tue es nicht mehr vorzeitig, sondern entsprechend meinen Lebensjahren.

4 Durchwachte Nächte: Schlafstörungen

Christiane J.

In ihrem Garten kommt Christiane J. mit weit ausgebreiteten Armen auf mich zu. Sie drückt mich kraftvoll und innig, als würden wir uns schon ewig kennen. Christiane J. ist Yoga- und Gymnastiklehrerin und verströmt jene Präsenz, die Menschen innewohnt, die ganz in ihrem Körper ruhen. Doch vor schweren Hormonstörungen haben sie diese wirksamen Praktiken der Gesundheitsförderung keineswegs bewahrt. Jetzt lausche ich ihrer langen Geschichte.

Irgendwie schien für mich die Luft raus zu sein. Viele Jahrzehnte hatte ich mit großem Elan meine Gymnastikgruppen unterrichtet, doch jetzt, mit siebenundvierzig Jahren, sehnte ich mich nach einer ganz neuen Form von Bewegung. Durch einen Zufall besuchte ich mit einer Freundin eine Yogagruppe. Bis dahin war Yoga in meiner Vorstellung eine Art akrobatische Gymnastik gewesen, der sich junge Menschen hingeben konnten.

Ich hatte keine Erwartungen an diese erste Stunde, und doch tat sich mir dort ganz unverhofft eine neue Welt auf. Es war, als wolle mein Körper genau diese Form der Dehnung, unterstützt durch muskuläre Spannung und Entspannung im Wechsel. Das tiefe Atmen war das Schönste. Nach dieser ersten Stunde kam ich beflügelt und entspannt zugleich heim. Was genau das bewirkt hatte, wusste ich nicht, doch ich wollte mehr darüber erfahren. Bereits nach wenigen Wochen, in denen ich die Gruppe besuchte, stand fest, dass ich Yogalehrerin werden wollte.

Die Ausbildung dauerte vier Jahre und ich war mit außergewöhnlich viel Elan dabei. Als ich dann endlich das Zertifikat in den Händen hielt, begann ich Yogakurse anzubieten. Das Interesse war sehr groß und fast im Handumdrehen hatte ich mehrere Gruppen, die ich wochentags in Südberlin unterrichtete. An den Wochenenden gab ich bundesweit Yoga-Seminare, die von Donnerstag bis einschließlich Sonntag dauerten. Mein Mann beobachtete dieses rege Treiben mit Freude und Verwunderung zugleich. Einerseits freute er sich für mich, dass ich ein weiteres Mal im Berufsleben durchstartete und so glücklich mit dem war, was ich tat. Andererseits fragte er sich, woher ich die Kraft nahm, und vermisste unsere gemeinsamen Stunden zu Hause.

War ich zu Hause, musste ich meine Seminare und Gruppen vor- und nachbereiten. Für Zweisamkeit blieb nicht mehr viel Zeit. Wir gaben uns nur noch die Klinke in die Hand. Wir beide dachten damals wohl, das würde sich nach der Anfangsphase ändern, doch meine Unterrichtsstunden blieben so zahlreich. Ich spürte keine Belastung, es machte mich einfach sehr glücklich, diese gesundheitsfördernde Form von Bewegung und Entspannung anderen Menschen zugänglich zu machen.

Nach einigen von meinen Yogakursen bestimmten Jahren stellten sich bei mir jedoch leichte Schlafstörungen ein. Anfangs maß ich ihnen kaum Bedeutung zu. Ich war Mitte fünfzig und arbeitete sehr viel. Es war wenig verwunderlich, dass meine eigene Entspannung bei all den Kursen ein wenig ins Hintertreffen geraten war. Ich konzentrierte mich auf meine Kundinnen, ihre Bedürfnisse und Gebrechen, stimmte den Unterricht auf ihre Wünsche ab.

Doch allmählich wurde das Einschlafen zu einer Art Herausforderung und ich wachte nachts immer häufiger auf. Dann war ich hellwach, als sei bereits früher Morgen. Wieder einzuschlafen war sehr schwierig und dauerte oft

Stunden. Für lange Zeit schrieb ich es der vielen Wochenendarbeit zu, bis mir bewusst wurde, dass meine eigene Yogapraxis beinahe brachlag. Vielleicht war das der Grund für meine Schlafstörungen? So arbeitete ich für mich selbst ein Entspannungsprogramm aus und intensivierte meine persönliche Yogapraxis. Zu meiner großen Verwunderung änderte dies nur wenig an meinen durchbrochenen Nächten.

Neben den Schlafstörungen nahm ich noch andere Veränderungen an mir wahr. Meine Stimmung war zunehmend gedrückt und mein sonniges Gemüt war im Schwinden begriffen. Ich bin eine Frohnatur und hatte bis dahin nur selten schlechte Laune. Sehr viele Menschen strömten in meine Yogagruppen und das erlebte ich als großes Glück. Sie mit entspannten und zufriedenen Gesichtern aus einem Kurs gehen zu sehen war ein Geschenk für mich.

Dennoch beherrschten mich nun häufig negative Gedanken und eine innere Unzufriedenheit. Ich wurde regelrecht lustlos. Außerhalb meines Yogaunterrichts fühlte ich mich schlapp und kraftlos. Vielleicht liegt auch das am Schlafmangel, dachte ich damals. Weil meine persönliche Yogapraxis keine Besserung brachte, versuchte ich es mit intensivem Ausdauertraining. In jeder Nacht fehlten mir mehrere Stunden Schlaf und manchmal bescherte mir das neue Training etwas mehr davon, manchmal auch nicht.

Mein Mann konnte das alles nur schwer nachvollziehen. Und ich nahm wahr, wie sehr ihn meine Launen kränkten, in Teilen sogar ärgerten. In der wenigen freien Zeit, die mir blieb, versuchte ich während gemeinsamer Unternehmungen und Reisen mit ihm einen Ausgleich zu finden. Denn im Alltag konnte ich mich außer zu meiner Arbeit kaum noch zu anderen Aktivitäten aufraffen. Inzwischen kam es häufiger zu regelrechten Reibereien und Verstimmungen zwischen meinem Mann und mir. Wir stritten ungewöhnlich viel, was sich ganz fremd anfühlte. Diese neue Streitbarkeit an mir konnte ich gar nicht leiden.

Der Gedanke an die Jahre des Wechsels kam mir immer wieder in den Sinn. Mir war mit nunmehr sechsundfünfzig Jahren bewusst, dass ich mich ihnen unweigerlich näherte. Ich arbeitete mich in das sogenannte Hormon-Yoga ein, das alle hormonproduzierenden Systeme im menschlichen Körper anregt und zur Harmonisierung des hormonellen Gleichgewichts beiträgt. Ich praktizierte es sehr ausgiebig, manchmal mehrere Stunden am Tag. Doch obwohl ich sehr viel Zeit investierte, hatte auch diese Praxis keinen positiven Effekt auf mein Wohlbefinden.

Schließlich suchte ich einen Gynäkologen auf und ließ meine Hormone testen. Das Ergebnis war eindeutig – ich war bereits mitten in den Wechseljahren. Der Arzt bot an, mir Hormone zu verschreiben – er empfahl diese bei meinen Beschwerden sogar eindringlich. Doch ich wusste von den Risiken der klassischen Hormonersatztherapie. Auch nach acht Jahren mit schweren Schlafstörungen war meine Bereitschaft zu dieser Therapie gering. Lieber biss ich die Zähne zusammen. Drei Monate schleppte ich mich noch, dann erlebte ich in meinem Unterricht unangenehme Ausfälle.

So entfiel mir eines Tages, als ich gerade mitten in der Anleitung einer Bewegungsabfolge war, die Übung komplett. Es war, als wären mir meine Gedanken vollständig aus dem Kopf gepurzelt. Ich erinnerte mich an nichts! Ich weiß noch, dass ich den Teilnehmerinnen gerade die Bewegung erklären wollte und plötzlich mitten im Satz abbrach, weil mir die Worte fehlten. Sie verharrten reglos und warteten. Mich ergriff Panik und ich versuchte einzelne Figuren und Bewegungselemente so lange von der Gruppe wiederholen zu lassen, bis mir wieder einfiel, was ich eigentlich anleiten wollte. Dieser vollständige Gedächtnisausfall war sehr peinlich für mich und ich wusste, jetzt musste etwas geschehen.

Nun war ich bereit, die Hormone einzunehmen, die mein Gynäkologe mir verordnen wollte. Inzwischen sehnte ich mich nach nichts mehr als nach einer Nacht mit tiefem Schlaf. Der Arzt war sehr zuversichtlich und versicherte mir, dass die Hormone sofort wirken würden. Ich glaubte ihm. Was blieb mir auch sonst noch?

Die ersten Tage der Einnahme vergingen und daraus wurden Wochen. Meine Ungeduld wurde immer größer, denn auch nach mehr als sechs Wochen stellte sich kein gesünderer Schlaf ein. Meine Stimmung war auf einem Tiefpunkt angelangt. Zwei weitere Monate lang hoffte ich noch auf eine Linderung meiner Symptome, doch nichts dergleichen geschah.

Mein Gynäkologe konnte sich die Wirkungslosigkeit der Hormontherapie nicht erklären, sprach sich jedoch dagegen aus, diese wieder abzusetzen. Seine Argumentation war für mich absurd. Warum sollte ich mich den Gesundheitsrisiken dieser Therapie aussetzen, wenn es keinen Nutzen für mich gab?

So begann ich selbst nach Alternativen zu suchen. Ich wusste, mir fehlten Hormone, und mir war klar, dass mein Körper entweder etwas brauchte, um die eigene Hormonproduktion wieder zu mobilisieren, oder eben einen wirkungsvollen Hormonersatz, der verträglich war – oder beides.

In Ratgebern über die Wechseljahre der Frau las ich dann erstmals von einer natürlichen Hormontherapie, die ohne gesundheitliche Risiken und hochwirksam sei. Im Gegensatz zu der risikobehafteten Hormontherapie, deren Präparate aus Stutenurin hergestellt werden, basiert die natürliche Hormontherapie auf der Yamswurzel. Schon in meiner Vorstellung war mir das sympathischer. Mich mit einem pflanzlichen Präparat zu behandeln erschien mir einfach folgerichtiger als mit Hormonen, die von einem anderen Lebewesen, von einem Tier, stammten. Im Internet recherchierte ich weiter und fand einige Ärzt:innen, die mit diesen natürlichen Hormonen behandelten.

An meinem Hormonmangel bestand kein Zweifel, doch bevor ich mit der natürlichen Hormontherapie beginnen konnte, musste ich die gesundheitsschädlichen Hormone in Begleitung der Hormonärztin ganz langsam ausschleichen. Ich konnte sie nicht einfach absetzen, das hätte mich psychisch und körperlich sonst noch mehr aus dem Lot gebracht. Es erschien mir wie eine Ewigkeit und wieder musste ich mich in Geduld üben. Erst nach sechs langen Monaten konnte ich endlich mit der natürlichen Hormontherapie beginnen.

Der neue Laborbefund zeigte, wie zu erwarten, einen erheblichen Mangel an Östradiol und Progesteron. Die Hormonärztin hatte jedoch darüber hinaus auch andere relevante Parameter testen lassen. Sie vermutete, dass aufgrund meines jahrelangen Mangels das gesamte Hormonsystem betroffen war. Ich hatte extrem hohe Werte des Stresshormons Cortisol und daneben einen großen Mangel des Nebennierenhormons DHEA. Auch Vitamin B12 und das sogenannte Prohormon Vitamin D3 waren nicht in ausreichender Menge vorhanden.

Ich hoffte und bangte zugleich. Was, wenn auch die natürlichen Hormone in meinem Körper nichts ausrichten konnten? War es dann bis ans Ende meiner Tage mit meinem gesunden Schlaf und meiner Lebensfreude vorbei?

Es dauerte, bis die Therapie ihre Wirkung zeigte. Im Laufe der Monate signalisierten mein Körper und meine Psyche allmählich die Bereitschaft, die fehlenden Botenstoffe aufzunehmen und angemessen zu verstoffwechseln. Anfangs arbeitete ich in dieser Zeit noch unvermindert viel. Doch ich erkannte, dass ich, wenn ich mehrere Wochenenden hintereinander unterrichtete, einen besonders gestörten Schlaf hatte, deprimiert und schlecht gelaunt war. Mein Arbeitspensum war zu hoch und schließlich halbierte ich es.

Es war genau diese Verhaltensänderung, die es in Ergänzung zur natürlichen Hormontherapie brauchte. Eines von beiden hätte nicht gereicht. Und schließlich, nach zwei Jahren natürlicher Hormontherapie, war ich wieder ganz gesund. Mein sonniges Gemüt war zurückgekehrt und ich schlief wieder tief und erholsam. Endlich fand ich meine Mitte wieder.

Die kursfreien Wochenenden verbringe ich heute mit meinem Mann oder allein – auf jeden Fall aber ohne Arbeit. Auch meine Präsenz während meiner Kurse habe ich reduziert. Ich verbringe die unterrichtsfreien Zeiten allein und praktiziere aktive Phasen der Entspannung. Oder ich lasse die Seele baumeln.

Ohne die natürlichen Hormone hätte ich bis heute sicher viele Krankheiten entwickelt. Vermutlich wären diese mit Schlafmitteln, Antidepressiva und anderen Medikamenten behandelt worden, ohne die eigentliche Ursache meiner Beschwerden zu beheben.

Mein Gynäkologe kannte diese neue Therapieform leider nicht. Als ich ihm davon erzählte, zeigte er nur wenig Interesse daran. Das ist sehr schade. Seine Unwissenheit hat mein Leiden unnötig verlängert und die von ihm verordneten alten Hormonpräparate haben meinen Körper einem vermeidbaren Gesundheitsrisiko ausgesetzt. Mein langer Weg zeigte mir, wie wichtig es ist, selbst aktiv zu werden.

Ich erzähle in meinen Kursen und Gruppen von der natürlichen Hormontherapie und hoffe, dass sie sich herumspricht und weit verbreitet. Wenn unsere Ärzt:innen etwas noch nicht kennen, lernen sie es ja vielleicht von uns Patient:innen? Im Grunde ist es nicht wichtig, von wem sie es lernen, nur dass sie es lernen, ist von Bedeutung.

5 Aus dem Takt geraten: die Wechseljahre

Camilla S.

Plötzlich steht ihr Leben Kopf. Innerhalb weniger Wochen bringen Camilla S. ungekannte Nervosität, schwere Konzentrationsstörungen und durchwachte Nächte derart an den Rand, dass sie fürchtet, ihren Beruf aufgeben zu müssen und ihre Familie zu verlieren. Verzweifelt sucht sie nach Erklärungen und Hilfe. Doch es braucht einige Jahre, erfolglose Therapien und Anwendungen, bis sie endlich herausfindet, dass ihr Hormone fehlen.

Kinder, die geboren werden, halten sich weder an Dienstzeiten noch an den Stand der Sonne. Sie kommen zur Welt, wenn es so weit ist, und dann bin ich zur Stelle. Ich bin von Beruf Hebamme, und das erfordert viel Konzentration und vor allem Kraft. Es ist nicht ungewöhnlich, fast zwei Tage am Stück zu arbeiten.

Mir macht das nichts aus, denn ich habe immer gut abschalten können. Anders geht es in diesem Beruf auch gar nicht. In arbeitsfreien Zeiten schlafe ich mich gründlich aus, um dann wieder fit zu sein für den nächsten Menschen, der auf die Welt kommen will.

Vor einigen Jahren passierte jedoch etwas Eigenartiges: Ich kam nach einem sehr langen Dienst mit nächtlicher Geburtshilfe nach Hause, ging ins Bett und konnte nicht einschlafen. Hellwach lag ich da und hörte meinem Herzen beim Klopfen zu. Das hatte es noch nie gegeben. Da es wenige Tage vor Weihnachten war, vermutete ich, zu viel gearbeitet zu haben. Auch kam ja die gesamte Familie zum Fest, alle drei Kinder mit ihren eigenen Familien. Für mich, die Mutter, die nun auch Oma war, bedeutete das viel Aufregung und jede Menge Arbeit. Damals dachte ich, dann stehe ich halt wieder auf und schlafe in der nächsten Nacht – das wird schon alles wieder.

Doch meine Schlaflosigkeit hielt an. Mich überkam auch noch eine ungekannte Nervosität und Unruhe, die mir bis dahin vollkommen fremd gewesen war. Die innere Anspannung trieb mich um und ließ mich an unangenehme Ereignisse in meinem Leben denken. Plötzlich machte ich mir ständig Sorgen um alles Mögliche. Am Anfang gab es noch einige Nächte, in denen ich wenigstens einige Stunden schlief. Doch dann nahm meine Schlaflosigkeit sehr stark zu.

Was war nur geschehen? Wie betäubt vor Übermüdung wandelte ich durch die Tage und konnte kaum noch einen klaren Gedanken fassen. Manchmal fielen mir tagsüber fast die Augen zu. Vor allem, wenn ich mich hinsetzte, konnte ich sie oft nur noch mit Mühe offenhalten. Ich wurde sehr unkonzentriert und gereizt. Panik ergriff mich. Wie lange konnte ich in diesem Zustand noch verantwortungsvoll und konzentriert arbeiten?

Ein falscher Handgriff oder einige Sekunden Zögern können in meinem Beruf schlimme Folgen haben. An einem Tag rieb ich mir wieder mal morgens die müden, roten Augen, als ich in der Früh eine Kollegin ablöste. Am Wochenende hatte ich frei gehabt, doch geschlafen hatte ich kaum. Die Kollegin sah mich skeptisch an und fragte, was mit mir los sei. Ob ich eine Ehekrise hätte oder krank sei? Nichts dergleichen war der Fall. Ich fühlte mich nur elend und dabei ertappt. Die Situation war mir ungeheuer peinlich und ich wusste nicht, was ich ihr antworten sollte.

Dann registrierte ich zu Hause wie bei der Arbeit eine wachsende Vergesslichkeit an mir. Mein Gedächtnis ließ mich immer häufiger im Stich. Das brachte mich zusätzlich aus der Fassung, machte mich traurig und wütend im Wechsel. Scheinbar war nichts mehr wie früher. Wegen Kleinigkeiten ging ich in die Luft oder brach in Tränen aus. Dabei war ich selten unbeherrscht oder weinerlich gewesen. Keiner wusste, was mit mir los war, am allerwenigsten ich selbst. Innerhalb von wenigen Monaten stand mein Leben vollkommen kopf und ich hatte den Eindruck, für alle Mitmenschen nur noch eine Belastung zu sein. Für meine Familie und besonders für meinen Mann waren diese Veränderungen besonders herausfordernd. Meine Ehe und die Beziehung zu meinen Kindern litten immer mehr darunter. So konnte es auf keinen Fall weitergehen.

Für einen Moment dachte ich daran, Schlafmittel einzunehmen. Doch diese Medikamente machen süchtig und hätten auch nur einen Teil meiner Beschwerden gelindert. Sie kamen für mich keinesfalls infrage. Schließlich vertraute ich mich meiner Hausärztin an. Nach vielen Untersuchungen und Tests kam sie am Ende zu dem Schluss, dass ich „ausgebrannt" sei.

Die Diagnose Burn-out war ein Schock für mich. Ich sollte chronisch erschöpft sein? Ich war übernervös und schlaflos, ja. Das erschöpfte mich auch sehr. Aber konnten mich diese Beschwerden innerhalb weniger Monate in eine chronische Erschöpfung getrieben haben? Ich wusste von Kolleginnen in der Klinik und auch von anderen Menschen in meinem Umfeld mit Burnout. Sie alle waren lange krankgeschrieben. In der Klinik sprach sich eine solche Diagnose rasch herum und war gefürchtet. Mir erschien ein Herzinfarkt, ein komplizierter Knochenbruch oder ein Tumor ein guter Grund für eine Krankmeldung – aber ein Burn-out?

Meine Hausärztin war jedoch überzeugt von meiner chronischen Erschöpfung. Ein Mensch, der zu viel arbeite und zu wenig Ruhephasen habe, könne schließlich nicht mehr entspannen. Und wer sich über viele Jahre immer weiter überanstrenge, brenne aus. Es fiel mir schwer, mich so zu sehen, doch ich musste es wohl oder übel akzeptieren.

Eine kurze Zeit lang nahm ich Psychopharmaka und versuchte dann, meinen Lebensalltag langsamer und mit weniger Belastungen zu gestalten. Allem voran reduzierte ich meine Arbeitszeiten. In der neu gewonnenen freien Zeit erlernte ich verschiedene Methoden der Entspannung und machte beispielsweise Bekanntschaft mit der Progressiven Muskelentspannung nach Jacobson und der Atemarbeit nach Middendorf.

Nach einer solchen Stunde spürte ich, wie tatsächlich etwas in mir ruhiger wurde – zumindest für einen Moment fühlte ich mich weniger angespannt. Auch in Tai-Chi- und Qigong-Kursen entdeckte ich viel Neues für mich. Ganz besonders gefiel mir Yoga. Ich atmete mich in Dehnungen hinein, für die auch noch viel Muskelkraft einzusetzen war. Das erforderte einiges an Konzentration und war anspruchsvoller als Gymnastik. Doch so sehr ich die Yogastunden genoss und obwohl mich kurzzeitig besser fühlte, konnte auch diese Entspannungsmethode die ständige Unruhe und Nervosität in mir nicht vertreiben.

Allmählich veränderte sich meine Persönlichkeit, und das machte mir Angst. Früher hatte ich Belastendes meistens mit mir selbst ausgemacht. Inzwischen teilte ich mich einer Freundin oder einer Kollegin mit, spürte jedoch, dass es nicht mehr ausreichte, ihnen mein Herz auszuschütten. Ohne professionelle Hilfe war ich meiner anstrengenden Lebenslage nicht mehr gewachsen.

Ich entschloss mich, zum ersten Mal in meinem Leben eine Gesprächstherapie bei einer Psychologin zu beginnen. Dort lernte ich offen über meine Gefühle und Probleme zu sprechen, anstatt diese, wie die Therapeutin es nannte, weitgehend „auf die lange Bank“ zu schieben. Die Therapiesitzungen waren ungewohnt und anstrengend für mich, aber ich bemerkte auch, wie ich ab einem bestimmten Punkt anfing, die Stunden zu genießen. In den Sitzungen konnte ich über Konflikte sprechen und nach Lösungen für meine Probleme suchen.

Zur gleichen Zeit lernte ich die Cranio-Sacral-Therapie kennen, mit der meine Schädelknochen und mein Kreuzbein behandelt wurden. Infolge der monatelangen Anspannung hatten sich meine Muskeln sehr stark verhärtet und bereiteten mir große Schmerzen. Die Therapie diente der Auflösung von muskulären Blockaden und nach den Anwendungen fühlte ich mich tatsächlich deutlich entspannter und ruhiger. Es war ein wunderbares Gefühl, wenn der Schmerz nachließ. Ein wenig linderten sich meine Nervosität und auch die Schlafstörungen mit meiner neuen Lebensweise.

Doch leider war die Besserung meiner Beschwerden nicht konstant. Immer wieder hatte ich Einbrüche mit emotionalen Launen, Unruhe und großer Schlaflosigkeit. Es war wie eine Wellenbewegung, bei der ich immer wieder in ein Tal stürzte. Einmal hatte ich wieder mehrere Nächte nicht geschlafen, als ich plötzlich auch noch starkes Herzrasen in meiner Brust spürte.

Was war das? Ich fühlte, wie nackte Panik in mir aufstieg. Mein Herz raste, als hätte mich jemand aufgezogen. Ich weiß noch, wie ich damals im Bett liegend versuchte, meine aktuelle Lebenssituation zu überdenken, während draußen langsam der Morgen dämmerte. Aktuell hatte ich weder große Stressmomente durchlebt, noch lasteten unlösbare Probleme auf mir, die mich überforderten. Alles, was mich überanstrengte und zu viel werden konnte, hatte ich bereits seit geraumer Zeit in meinem sozialen Umfeld und am Arbeitsplatz auf ein Minimum reduziert.

Trotzdem überwältigten mich mehr Gefühlsausbrüche denn je und ich lag wieder wach – nun auch noch mit beängstigendem Herzrasen. Mein Mann wie auch die Kinder bestätigten mir die neuerliche Steigerung meiner Gereiztheit. Binnen weniger Tage wurde ich zu einem Nervenbündel, das bei jedem noch so kleinen Geräusch zusammenzuckte, als wäre es ohrenbetäubender Krach.

Diesmal war es so schlimm, dass ich psychisch zusammenbrach. Völlig verzweifelt und unter Tränen gestand ich meiner Hausärztin, dass ich so nicht weiterleben könne und wolle! Beinahe hätte sie mich in eine psychiatrische Klinik eingewiesen, entschied sich dann jedoch für eine psychosomatisch-kardiologische Klinik. Vermutlich, weil eine weitere Diagnose hinzugekommen war: Ich hatte nun auch noch Herzrhythmusstörungen entwickelt.

Als berufsmäßige Helferin fand ich mich dann selbst als Patientin in einer Klinik wieder. Am Anfang war diese ungewohnte Rolle befremdlich für mich, doch ich versuchte mich zu öffnen und konnte mich dann darauf einlassen. Während der Kur reflektierte ich mein bisheriges Leben und lernte, es im aktuellen Moment zu betrachten. Ich vergegenwärtigte mir beispielsweise, wie häufig ich darüber grübelte, dauerhaft arbeitsunfähig zu werden und meinen Mann zu verlieren.

Abseits vom beruflichen Druck und von familiären Verpflichtungen profitierte ich besonders von jenen Therapien, die ich zu Hause zwischen Arbeit und Haushalt einschieben musste. Hier hatte ich Zeit für ausgiebige Entspannungsübungen. Ich erfuhr sehr viel über mich selbst und die Wochen in der Kurklinik bestärkten mich darin, auf einem guten Weg zu sein. Ich fasste wieder ein wenig Zuversicht und entschied, mein Leben zu Hause weiter zum Positiven hin zu verändern. Schließlich kehrte ich optimistisch und relativ ausgeruht nach Hause zurück.

Als ich wieder zu arbeiten anfing, übernahm ich als Hebamme noch weniger Dienste. Das war schwierig, denn wenn Not an Kolleginnen ist, musste auch ich als Vertretung einspringen. Ich versuchte dennoch weiter achtsam mit meinen Kräften umzugehen und auf die Signale meines Körpers zu hören, so gut es mein Arbeitsumfeld zuließ. Mein aktives Entspannungsprogramm und eine bewusste, gesunde Ernährung halfen mir dabei. Aber alle Gesundheitsförderung, alles Reduzieren von Belastendem konnten nicht verhindern, dass ich nach Phasen mit weniger Beschwerden immer wieder in die quälenden schlaflosen Löcher fiel.

Etliche Monate nach der Kur kam ich noch immer auf kein stabiles gesundheitliches Niveau und sah mich von einem richtigen Durchbruch weit entfernt. Es war, als ob mein aus den Fugen geratenes Leben mit allem, was ich tat, lediglich ein wenig Kitt bekam. Doch der hielt nicht.

Wieder wandte ich mich an meine Hausärztin und diesmal schlug sie vor, meinen Hormonspiegel zu testen. Sie konnte sich meine anhaltenden Beschwerden bei meiner Lebensführung nicht mehr erklären und wollte ausschließen, dass ein Hormonmangel beteiligt war. Ich war sehr verwundert, denn auch wenn ich mich in den Wechseljahren befand, hatte ich keine Beschwerden wie andere Frauen. Ich kannte keine Hitzewallungen oder starken Blutungen. Auch hatte ich keine anderen Unterleibsbeschwerden wie Myome, unter denen so viele Frauen litten. Ich schloss für mich Hormonstörungen aus. Doch das Testergebnis offenbarte schweren Hormonmangel!

Ich konnte es kaum glauben, starrte damals immer wieder auf den Laborbefund in meinen Händen. Meine Ärztin vermittelte mir den Kontakt zu einer Hormonärztin, die Hormonstörungen mit natürlichen Hormonen behandelte. Noch heute sehe ich diese Ärztin dasitzen und sie beim Anblick des Laborbefundes den Kopf schütteln. „Kein Wunder, dass Sie schon so lange ein labiles Nervenbündel sind und nicht mehr schlafen können – Sie haben sehr großen Hormonmangel!“

Da brach ich in Tränen aus und erzählte meine ganze Geschichte. Die Hormonärztin machte mir Mut. Sie erklärte mir, dass das Verhältnis meiner altersbedingt zurückgehenden Hormone im Ungleichgewicht war. Die Hormonproduktion reduziert sich mit zunehmendem Alter – das war mir bekannt. Es war mir allerdings neu, dass die verschiedenen Hormone in einem ausgewogenen Verhältnis zueinander stehen müssen. Anfangs war ich in Sorge, dass die Ärztin mir nun gesundheitsschädliche Hormone verschreiben würde. Ich hatte davon gehört und gelesen, wollte mich jedoch keinem zusätzlichen gesundheitlichen Risiko aussetzen.

Sie sprach jedoch von einer neuen, verträglichen Hormontherapie, die die Hormonbalance wiederherstellen konnte. Diese basiere auf der mexikanischen Yamswurzel, die keine gefährlichen Nebenwirkungen habe. Ich solle mich selbst informieren, regte die Ärztin an, und empfahl mir Literatur zur natürlichen Hormontherapie. Ich war skeptisch und suchte auch im Internet nach Informationen. Meine letzten Zweifel zerstreuten sich mit der Lektüre eines Ratgebers über diese neue Behandlungsmethode. Im Internet entdeckte ich die Berichte von betroffenen Frauen, die mit der natürlichen Therapie Hilfe gefunden hatten. Ich entschied mich, die Therapie auszuprobieren.

Während die natürlichen Hormone von einer Apotheke in meiner Dosis abgefüllt wurden, fuhr ich mit meinem Mann in den Urlaub. Dort fiel ich wieder wie aus heiterem Himmel in ein tiefes Loch aus quälender Unruhe und völliger Schlaflosigkeit. Es war absurd, denn ich erlebte gerade das Gegenteil von Stress und hatte die vollkommene Ruhe. Im Vorfeld dieses Urlaubs hatte ich vergleichsweise wenig Aufregung gehabt. Trotzdem schlief ich sieben Nächte von zehn gar nicht und kam erschöpft von der Reise zurück. Der Urlaub verdeutlichte mir wieder einmal, wie labil meine besseren Tage waren, und bestärkte mich in meinem Entschluss, die natürliche Hormontherapie zu versuchen.

Dann war es endlich so weit: Mit geringen Hormondosen begann die Therapie. Langsam wurde ein Hormonspiegel aufgebaut, der sich im Laufe von Monaten auf die Zieldosis steigern sollte. Ich spürte die Wirkung der natürlichen Hormone sehr schnell. Je weiter der Hormonspiegel in meinem Blut anstieg, umso mehr veränderte sich mein Befinden zum Positiven: Die Nervosität fiel von mir ab, ich wurde ruhiger und meine Muskulatur entspannte sich zusehends. Auch mein Schlaf wurde erholsamer und tiefer und mein Herz schlug wieder im Takt. Nach langer Zeit fühlte ich endlich neue Kräfte in mir und wurde emotional stabiler. Mit keinem meiner anderen Therapieversuche war diese Linderung meiner Beschwerden vergleichbar. Nach mehr als eineinhalb Jahren Suche und großer Verzweiflung fühlte mich schließlich meinem Leben wieder gewachsen.

Der erholsame Schlaf war überhaupt das Allerbeste. Er war die Grundlage, um wieder gesund zu werden. Und ich schlief wie ein Bär! Meine Familie, vor allen Dingen mein Mann, bemerkte die Veränderung sofort. Er und meine Kinder machten keinen Bogen mehr um mich, weil sie nicht wussten, in welcher Verfassung ich war. Meine Gefühlsausbrüche waren Geschichte und ich fühlte mich ihnen endlich wieder ganz nah.

Auch meine Kolleginnen stellten fest, dass ich viel munterer war und wieder fröhlich wirkte. Endlich konnte ich wieder konzentriert arbeiten und erlebte die gewohnte Freude bei der Geburtshilfe. Bis zum heutigen Tag hält das an. Ich bin inzwischen neunundfünfzig Jahre alt, doch von Berufsunfähigkeit kann keine Rede mehr sein. Mein Leben hat mich wieder – oder habe ich es wieder? Fast ist es so, als hätte ich es noch einmal geschenkt bekommen. Nach dieser Krise lebe ich es mit mehr Pausen und bewusster. Ich habe gelernt, auf mich achtzugeben, und tue es weiterhin.

Warum weiß man so wenig von der natürlichen Hormontherapie? Ich bin sehr dankbar, dass meine Hausärztin damals nicht aufgab, sich informierte und mich dann an meine Hormonärztin überwies. Ich wünsche mir, dass noch viele andere Frauen den Weg dieser Therapie gehen und sich von den überholten Meinungen in der Medizin nicht verunsichern lassen. Es lohnt sich garantiert.

6 Hormon-out, oder: Leben mit einem Hypophysentumor

Ursula A.

Im Souterrain eines Berliner Altbaus empfängt mich Ursula A. in ihrer Praxis. Die großen Fenster sind weit geöffnet und Vogelgezwitscher dringt in den Raum. Ein sanfter und vertrauter Duft von ätherischen Ölen schwebt in der Luft. Er erinnert mich an meine zahlreichen Besuche bei meiner eigenen Heilpraktikerin, die im 5. Stock, hoch über den Dächern Charlottenburgs praktizierte. Ursula A. kommt lächelnd auf mich zu und begrüßt mich mit einem festen Händedruck. Dann beginnt sie zu erzählen, über ihre schwere Krebserkrankung und die Behandlung.

Ich konnte plötzlich manche Buchstaben beim Lesen nicht mehr richtig erkennen. Es schien, als ob Teile von ihnen fehlten. Las ich zum Beispiel ein „e“, war es nur halb da – nur den unteren Bogen konnte ich sehen. Da die Sehstörung anhielt, konsultierte ich rasch eine Augenärztin. Keiner ihrer Tests brachte einen Befund oder ein Ergebnis und um der Sache auf den Grund zu gehen, schickte sie mich noch am selben Tag zur Magnetresonanztomografie der Augen. Dabei wurde auch die Hypophyse, die Hirnanhangdrüse, abgebildet. So fand man zufällig das, was man gar nicht gesucht hatte: einen großen Tumor, ein sogenanntes Hypophysenmakroadenom, das offenbar bereits auf den Sehnerv drückte.

Damals traute ich meinen Ohren nicht. Ich war fassungslos und wie gelähmt. Ich sollte Krebs haben? In meinem Kopf? Die Vorstellung war so unerträglich wie unmöglich. Wie hatte dieser große Tumor entstehen können, ohne dass ich es bemerkt hatte? Ich hatte keine Schmerzen, keine Übelkeit, keinen Schwindel. Weder war mein Geschmackssinn beeinträchtigt noch mein Gehör oder der Geruchssinn. Nichts hatte ich von seinem wachsenden Eigenleben bemerkt. Und nun sagten mir die Ärzt:innen, der Tumor sei vermutlich über Jahrzehnte ganz langsam an der Hypophyse (Hirnanhangdrüse) gewachsen – so lange, bis der Sehnerv beeinträchtigt war und damit auch erste Symptome auftraten.

Nach dem ersten Schock und einigen Recherchen entschied ich mich, einen Neurochirurgen aufzusuchen. Mir wurde zur Operation geraten, denn der Tumor würde weiterwachsen. Man sprach von einer Teilentfernung, da die Karotis, die Hauptschlagader, im Weg und vom Tumor umwachsen war. Abhängig von seiner Beschaffenheit sollte der Tumor entfernt werden, doch das war mit erheblichen Risiken verbunden.

Die Vollnarkose war sehr gefährlich und es war nicht auszuschließen, dass mein Sehnerv zerstört werden und die Karotis Schaden davontragen könnte. Auch bestand die Gefahr, dass Hirnwasser austreten könnte. Ich hatte große Angst, dem Neurochirurgen könnte das Skalpell abrutschen und mein Sehnerv könnte durchtrennt werden oder der Anästhesistin könnte ein mögliches Aussetzen meiner Atmung entgehen und ich nach der Operation gar nicht mehr aufwachen.

Doch eine alternative Therapie schien es nicht zu geben. Als Heilpraktikerin hatte ich in alle möglichen Richtungen recherchiert, doch es blieb dabei: Würde dem Wachstum des Tumors nicht durch eine Operation Einhalt geboten, würde ich erblinden und noch Schlimmeres würde geschehen.

Die Operation wurde endoskopisch, das heißt mit einem Schlauch, durch den Werkzeuge geführt wurden, vorgenommen. Der Neurochirurg hatte wenig Sicht. Er führte das Endoskop an meiner Nasenscheidewand vorbei und da diese gekrümmt war, musste er sie durchbrechen (sie hat heute noch ein großes Loch davon), um von da aus durch den Knochen der Keilbeinhöhle zur Hypophyse zu gelangen. Es wurde so viel wie möglich vom Tumor entfernt, jedoch nicht alles. Leider trat Hirnwasser aus und musste abgesaugt werden. Hierfür wurde ein Schlauch in meine Wirbelsäule gelegt und ein Beutel an meinem Bett sammelte die Flüssigkeit. Binnen sechs Tagen wurde ein Liter Flüssigkeit aufgefangen, um den Druck in meinem Gehirn zu verringern. Die Operation war erfolgreich verlaufen.

Zehn Tage verbrachte ich im Krankenhaus am Tropf. Ich war sehr schwach und litt unter extremer Übelkeit. Die Vermutung der Ärzt:innen war, dass dies mit dem abgesaugten Hirnwasser zusammenhing, sie konnten mir jedoch nicht helfen. Ich wurde auf eigenen Wunsch entlassen.

Die ersten zwei Wochen zu Hause glichen einer schlimmen Talfahrt. Ich litt weiter unter massiver Übelkeit und sich weiter verstärkender Schwäche, konnte mich kaum noch auf den Beinen halten. Meine Beine fühlten sich an wie aus Gummi. Mir war so schlecht, dass ich nichts essen und auch kaum trinken konnte. Alles schmeckte bitter und ich bekam Atemnot. Ich wusste nicht, dass ich durch Cortisolmangel beinahe zusammenbrach.

Mein Mann trug mich schließlich in die Notaufnahme der Klinik, weil ich nicht mehr laufen konnte. Man hatte mir im Krankenhaus zwar gesagt, dass ein Cortisolmangel, das Fehlen meines körpereigenen Cortisons, auftreten könne, und mir Tabletten mitgegeben. Aber dass es bei vollständigem Cortisolmangel einer sehr hohen Einstiegsdosis bedarf, davon wusste ich nichts.

Dem Körper wird dann eine Extremdosis zugeführt, um ihn zum Ankurbeln der Eigenproduktion zu motivieren. Normale Dosen, wie mir verordnet wurden, lösen eine solche Initialzündung nicht aus. In der Notaufnahme hatte mein niedergelassener Endokrinologe mich mit dieser Information angekündigt. Doch der Kollege, mit dem er gesprochen hatte, war scheinbar nicht in der Klinik. In der Notaufnahme glaubte man mir nicht und ich hatte den Eindruck, man wolle mich loswerden.

Man röntgte meine Lunge, horchte mich ab und wollte mich mit den Worten „Sie haben ja nichts!“ wegschicken. Meine Blutwerte waren unauffällig – man dachte, ich würde simulieren. Erst am Nachmittag nach stundenlangen Untersuchungen und Befragungen kam der Kollege und legte mir sofort einen sehr hoch dosierten Tropf mit dem Medikament Cortison, dem Cortisolersatz. Nur eine halbe Stunde dauerte es, bis dieser in meinen Arm gelaufen war.

Das Medikament wirkte sofort. Wie von Geisterhand geführt, konnte ich einfach aufstehen und nach Hause gehen, als wäre nichts geschehen! Meine Beine trugen mich und die Übelkeit war verschwunden. Fast drei Wochen lang hatte ich kaum etwas gegessen und an jenem Nachmittag ging ich mit einer Freundin ein Eis essen. Es war köstlich und schmeckte nicht mehr bitter.

Obwohl die Reaktion meines Körpers eine ganz typische nach der Operation eines Hypophysentumors war, hatten die behandelnden Ärzt:innen der Klinik nicht reagiert – ihnen fehlte wohl die Erfahrung mit dieser eher seltenen Tumorerkrankung.

Auch wenn ich mich nun besser fühlte, kam ich mit Cortison allein nur schwer wieder ganz in Form. Rasch stellten sich neue Beschwerden ein, die mir sehr vertraut waren und jenen der längst hinter mir liegenden Wechseljahre ähnelten. Nur dass die Symptome viel stärker ausgeprägt waren.

Laut Auffassung meines Endokrinologen und Hormonfacharztes brauchte ich keine zusätzliche Hormonsubstitution, weil die Jahre des Wechsels bereits hinter mir lagen. Er verordnete mir lediglich das Schilddrüsenhormon Thyroxin und weiterhin Cortison.

Doch er irrte sich: Die Operation hatte ein zweites Klimakterium in mir ausgelöst: Ich hatte derart ausgeprägte Hitzewallungen, dass mich diese sogar nachts aus dem Schlaf rissen. Ich schwitzte so stark, dass ich mich komplett umziehen und auch das Bett neu beziehen musste. Alles war klatschnass, und das mehrmals pro Nacht. Morgens nach dem Aufstehen überkam mich große Schwäche. Die Hitzewallungen ließen mir das Wasser aus den Haaren laufen. Ich hatte große Antriebsarmut, musste mich zu allem aufraffen, um nicht einfach liegenzubleiben.

Dann verlor ich Gewicht am Po und an den Oberschenkeln, während sich um meine Leibesmitte immer mehr Rollen sammelten. Mein nach einem Unfall am Meniskus operiertes Knie begann unerträglich zu schmerzen und meine gesamte Muskulatur baute sich ab. Länger als zwanzig Minuten am Stück vermochte ich nicht mehr zu laufen. Langes Stehen war unmöglich geworden.

Ich weigerte mich, diese Phase meines Lebens neuerlich durchzumachen, und wünschte mir schonende Verfahren zur Linderung. Doch bei meinem Hormonfacharzt stieß ich auf taube Ohren. Hätte ich weiter darauf gedrängt, wären mir vermutlich herkömmliche Hormonpräparate verordnet worden. Als Krebskranke wollte ich mich jedoch einem zusätzlichen Risiko durch eine Einnahme von Hormonersatzpräparaten auf Basis von Stutenurin auf gar keinen Fall aussetzen.

Also recherchierte ich selbst und entdeckte Bücher über eine natürliche Variante der Hormontherapie. Ich stöberte im Internet, um Erfahrungsberichte anderer Patientinnen zu lesen, und suchte nach Therapeut:innen in Berlin. Überraschend schnell wurde ich fündig. Der Speicheltest, der bei einer Hormontherapeutin erfolgte, brachte ein erschreckendes Ergebnis zutage: Von den Hormonen Östrogen, Progesteron und sogar Testosteron waren nur mehr Spuren vorhanden. Auch das Nebennierenhormon DHEA war kaum noch messbar.* Ich hatte nicht nur weniger Hormone in meinem

* Eine Kostenübernahme des Hormons DHEA lehnte meine private Krankenversicherung damals ab. Das Argument lautete: DHEA sei ein Nahrungsergänzungsmittel in Kapselform. Ich argumentierte damit, dass DHEA ein Hormon sei und ich nachweislich einen Mangel daran hätte, doch die Kasse blieb dabei. Als es DHEA dann schließlich auch als Creme gab, übernahm meine Kasse die Kosten. Eine Creme ist offenbar keine Nahrungsergänzung, da diese nicht oral verabreicht wird. Obwohl synthetische Hormone große Gesundheitsrisiken bergen, hätte meine Kasse für sie von Anfang an alle Kosten übernommen.

Körper als gleichaltrige Frauen nach den Wechseljahren, sondern so gut wie gar keine mehr und befand mich auf dem hormonellen Niveau einer Greisin. Meine Hirnanhangdrüse hatte ihre Funktion vollständig eingestellt.

So begann ich eine Therapie mit natürlichen Hormonen auf Basis der Yamswurzel. Zusätzlich wurden homöopathische Hormonglobuli verabreicht. Daneben nahm ich das Schilddrüsenhormon Thyroxin und Cortison, den Cortisolersatz, weiterhin ein und tue dies inzwischen seit zehn Jahren. Die natürliche Hormontherapie wirkte rasch. Die Hitzewallungen gingen zurück, ich konnte mich besser bewegen, baute wieder Muskeln auf und fühlte mich vitaler. Endlich war ich belastbarer für den Alltag geworden und spürte Kraft in mir.

Mein sonniges Gemüt kehrte zurück und ich fasste wieder Zuversicht in mein Leben. Die Krebserkrankung und ihre hormonellen Folgen hatten mich arg geschüttelt. Depressionen hatte ich bereits als junge Frau gehabt und hatte sie mit Psychotherapie und Aufstellungsarbeit auflösen können. Auch in dieser Krise half mir die Aufstellungsarbeit sehr. Ich glaube, wenn ich diese Vorarbeit nicht geleistet hätte, ich wäre nach der Operation in ein noch tieferes Loch gefallen.

Bis zu meiner Tumordiagnose war ich der Meinung, mein Hormonhaushalt sei relativ ausgeglichen. Auch als ich mit zweiundvierzig Jahren recht früh in die Wechseljahre kam, vermutete ich keine grundlegende Hormonstörung dahinter. Die Ärzt:innen sahen darin ebenfalls kein Indiz für eine Erkrankung. Inzwischen erkenne ich darin einen vorzeitigen und krankheitsbedingten Rückgang meiner Hormonproduktion, die von der durch den Tumor bedrängten Hypophyse nur noch unzureichend stimuliert wurde.

Aber wann genau waren die ersten Anzeichen einer Störung meiner Hirnanhangdrüse aufgetreten? Wann hatte dort ein Tumor zu wachsen begonnen? Hat meine Hypophyse je einwandfrei funktioniert?

Unweigerlich denke ich an meine Jugend zurück. Meine Periode trat wiederkehrend stark und bereits mit zwölf Jahren auf. Auch die Tage vor der Menstruation waren schlimm. In meinem Umfeld war kein junges Mädchen so arg davon gebeutelt wie ich. Regelmäßig lag ich eine Woche lang mit Wärmflasche im Bett und war regelrecht krank, litt an Krämpfen und Kopfschmerzen und hatte sehr starke Blutungen.

Doch damit nicht genug. Mit meiner ersten Periode kamen auch die Pickel. Die pubertäre Akne überzog meinen gesamten Rücken, mein Gesicht, mein Dekolleté und die Arme – ich war vollkommen entstellt und übersät mit Pickeln. Als ich deshalb die Antibabypille verordnet bekam, war ich vierzehn Jahre alt. Und sie half tatsächlich, die Pickel zu lindern, und milderte die Regelbeschwerden.

Anfangs wegen der Akne, später als Verhütungsmittel – fünfzehn lange Jahre lang nahm ich die Antibabypille ein, in völliger Unwissenheit, was dieses Medikament im Körper eines jungen Mädchens anrichten kann. Mit Ende zwanzig sagte mir mein Körper plötzlich, dass ich damit aufhören musste: Ich vertrug die Antibabypille nicht mehr, hatte kontinuierlich Zwischenblutungen und setzte die Pille schließlich ab.

Mein junger Körper hatte keine Chance bekommen, seinen eigenen Rhythmus zu finden, und mein Zyklus kehrte nie wieder zu den normalen achtundzwanzig Tagen zurück. Durch die Einnahme der Antibabypille hatte er sich dauerhaft um eine Woche verkürzt. Vielleicht war es ja diese Phase meines Lebens oder gar meine Kindheit, in der der Tumor zu wachsen begonnen hatte? Ganz gesund war ich in meinem Leben ja nie – deshalb wurde ich Heilpraktikerin.

Allein die Historie meiner Verdauungserkrankungen ist beinahe lebenslang: Im Alter von nur sechs Monaten kam ich mit lebensbedrohlichem Darmverschluss ins Krankenhaus. Meine Mutter hatte mich abgestillt und auf Milch umgestellt, doch die vertrug ich nicht – das ist auch heute noch so. Die Verdauungsprobleme blieben. Schwere Akne und massive Menstruationsbeschwerden kamen in meiner Mädchenzeit hinzu. Bereits mit sechzehn Jahren hatte ich mehrere Knoten in der Schilddrüse, die lebenslang beobachtet werden müssen. Seit meinem achtzehnten Lebensjahr versuchte ich dann meine Verdauungsstörungen mit Diätetik und gezielter Ernährung in den Griff zu bekommen.

Mein Bedürfnis, kranken Menschen zu helfen, liegt in meiner eigenen Krankengeschichte und der Suche nach Heilung begründet. Auf diesem langen Weg habe ich viel gelernt. Ich habe große Neugier, was alternative Entwicklungen und Therapieformen angeht, und probiere diese immer selbst aus. Erst dann gebe ich dieses Wissen an meine Patient:innen weiter. In der Regel ist es eine Kombination aus verschiedenen Verfahren.

So zum Beispiel auch meine Behandlung von chronischen Schmerzen. Ich habe ein Verfahren entwickelt, das auf Elementen der Alexandertechnik, der Cranio-Sakral-Therapie, der Schmerztherapie nach Liebscher & Bracht und anderen basiert. Damit gelingt es mir, Schmerzpatient:innen aus dem Schmerz herauszuholen und ihnen zu helfen, sich wieder mit sich und ihrem Körper zu versöhnen.

Genauso die natürlichen Hormone: Zuerst habe ich sie an mir getestet, ohne unerwünschte Nebenwirkungen davongetragen zu haben, und ihren gesundheitsfördernden Effekt selbst erlebt. Seither empfehle ich diese Therapieform.

Bis heute besuche ich regelmäßig die Hormonsprechstunde, lasse meinen Hormonspiegel kontrollieren und neu einstellen. So auch jüngst: Plötzlich bekam ich wieder starke Hitzewallungen. Es war auch nachts ganz schlimm. Ich hatte damals immer wieder Erkältungen, es war wohl ein Virus, der mich sehr schwächte, und in der Folge kamen neuerlich hormonelle Beschwerden. Mein Körper hat keine Regulationsmöglichkeiten mehr, ist nicht mehr in der Lage, Stress, Infektionen und andere Belastungsmomente, die das Leben nun mal mit sich bringt, zu kompensieren. Die natürlichen Hormone lindern dieses Defizit spürbar.

Von vielen Patient:innen, insbesondere Frauen, erfahre ich, dass sie molekular veränderte, also synthetische Hormone, allen voran Östrogen, verordnet bekommen. Vielfach liegt ja bei den Frauen bereits eine Östrogendominanz vor, die durch eine zusätzliche Gabe von Östrogen noch gesteigert wird. Das sorgt für massive Gesundheitsrisiken.

Es scheint bis heute bei Gynäkolog:innen und Endokrinolog:innen kein Wissen um die Relevanz des Gleichgewichts der Hormone Progesteron und Östrogen zu geben. Hormonell bedingte Erkrankungen oder solche, bei denen Hormone am Krankheitsgeschehen beteiligt sind, treten jedoch immer häufiger auf. Auch in meine Praxis kommen immer mehr Menschen, die an einer Disharmonie der Hormone leiden.

Leider zeigte auch mein Endokrinologe kein Interesse an der natürlichen Hormontherapie. Als ich ihm von meinem Therapieerfolg berichtete, kommentierte er dies mit den Worten: „Na, dann sind Sie ja bestens versorgt!“, die von keinerlei medizinisch-therapeutischer Neugier zeugten. Es wird wohl noch einige Jahre dauern, bis sich die Schulmedizin im deutschsprachigen Raum den natürlichen Hormonen öffnen wird. Bis dahin müssen wohl oder übel wir, die wissenden und betroffenen Patient:innen, die Kunde dieser Therapieform weitertragen.

7 Dreißig Jahre gesucht: Morbus Crohn, Migräne und Nasennebenhöhlenentzündung

Andreas Übel

Mit Spannung erwarte ich Dr. med. dent. Andreas Übel zum Interview. Dieser Termin ist ein ganz besonderer und mein Interviewpartner scheint ähnlich aufgeregt zu sein wie ich. Es ist das erste Mal, dass er seine ganze Geschichte erzählen wird, und für mich ist es eine Premiere, die persönliche Krankengeschichte meines eigenen Therapeuten zu erfahren. Seit mehr als zwanzig Jahren kennen wir einander nun. Andreas Übel ist immer auf der Suche nach ganzheitlichen Möglichkeiten zur Behandlung von chronischen Erkrankungen, denn er lebt selbst mit diversen gesundheitlichen Beschwerden.

Die natürliche Hormontherapie zog ich erstmals für mich in Betracht, als ich nicht mehr ausreichend schlief. Allnächtlich trieb mich meine schwach gewordene Blase aus dem Bett. Nach dem Gang zur Toilette war beinahe früher Morgen und ich konnte nicht wieder zurück in den Schlaf finden. Ich bin ein Mensch, der wenig Schlaf braucht. Mit fünf Stunden fühle ich mich ausgeruht und erfrischt, kann in den Tag starten.

Doch die nächtlichen Toilettengänge verkürzten meinen Schlaf um zwei Stunden, und das ermüdete mich sehr. Weil ich wusste, dass der altersbedingte Rückgang der Hormone auch den Blasenmuskel betrifft, nahm ich die naturidentische Hormontherapie nun für mich wahr. Ganz unverhofft bewirkte diese Therapie für meine Gesundheit noch viel mehr als einen ungestörten Schlaf.

Meine persönliche Krankengeschichte beginnt früh, denn ich litt bereits als Kind an schweren Migräneanfällen. Es waren Kopfschmerzen, die von Erbrechen und Lichtempfindlichkeit begleitet wurden. Ich war etwa sieben Jahre alt, als es begann. Mit neun Jahren kam die Migräne dann wöchentlich – manchmal sogar zweimal die Woche. Es war wie eine Heimsuchung und ich spürte meist schon bei Tätigkeiten, die meine Konzentration erforderten, einen leichten Kopfschmerz. Sobald dann die Anspannung nachließ, setzte die Migräne ein. Deshalb hatte ich sie auch oft nach der Schule und am Wochenende. Das war als Kind mein Glück: Meine Mitschüler:innen und Freund:innen bemerkten gar nicht, wie oft ich Kopfschmerzen hatte.

Mein Vater war Pathologe und Klinikdirektor. Er konnte nur schwer akzeptieren, dass es keine Erklärung für die Migräne seines Sohnes gab. Er ließ mich und meinen Kopf gründlich untersuchen. Neurolog:innen untersuchten mich, meine Hirnströme wurden gemessen und mein Kopf wurde geröntgt. Medikamente wollten mir meine Eltern verständlicherweise noch nicht geben. Doch es gab einfach keine hinreichenden Befunde, die derart schwere Migräneanfälle bei einem Kind begründen würden.

Bis zu meinem fünfunddreißigsten Lebensjahr lebte ich damit. Weitere Behandlungen und Untersuchungen blieben erfolglos und so begleitete die Migräne mich durch das Abitur und auch durch mein Studium. Oft musste ich mich aus allem ausklinken, wenn die Kopfschmerzen wiederkamen, auch wenn ich als Erwachsener irgendwann erkannte, was sie auslösen konnte oder welche Dinge eine Eskalation bedeuteten. Irgendwann realisierte ich, dass Alkohol eine Rolle spielt. Besonders Bier, auch in kleinen Mengen, konnte die Migräne bei mir auslösen.

Sie war jedoch nicht die einzige Krankheit, an der ich früh litt. Mit dreizehn Jahren bekam ich heftigen Heuschnupfen mit starkem Augenjuckreiz, der mich stark beeinträchtigte. Dieser verschwand nach der Pubertät wieder, was den hormonellen Hintergrund dieser Allergie bei mir verdeutlicht. Als Teenager von fünfzehn Jahren bekam ich schmerzhafte entzündliche Hämorrhoiden. Es war eine Art Entzündung des Venengeflechts im Enddarm, was in diesem frühen Alter sehr ungewöhnlich ist. Auch traten starke, häufig wiederkehrende Mandelentzündungen auf. Mit siebzehn Jahren wurden meine Tonsillen (Mandeln) dann entfernt.

Bereits mit zwanzig Jahren hatten sich bei mir Nasennebenhöhlenentzündungen chronisch manifestiert. Nun sind Entzündungen der Mandeln und Nebenhöhlen keine Seltenheit und weit verbreitet. Doch bei mir heilten sie gar nicht mehr aus. Es schien, dass sich kleinste Entzündungsprozesse bei mir festsetzten und eskalierten.

Nur durch sehr gute – oder besser: disziplinierte – Lebensführung habe ich es als erwachsener Mensch dann geschafft, die Entzündungen zurückzudrängen. Ihre Verläufe wurden seichter, waren mit weniger Symptomen und Komplikationen verbunden. Immer wieder fragte ich mich, warum keine medizinische Therapie anschlug. Oft war ich nahe dran, den Glauben an die Medizin zu verlieren, denn wirklich zu helfen oder gar zu heilen vermochte sie mich nicht. Allerdings liegt in meinem eigenen Kranksein auch mein großes Interesse an der Medizin begründet. Ich wollte schon als Kind Arzt werden und liebäugelte bereits früh mit alternativen Heilverfahren.

Während meines Zahnmedizinstudiums in Polen kam ich sehr nachdrücklich damit in Berührung. Ein „Wunderheiler", ein sogenanntes Medium, versuchte austherapierten, chronisch kranken Menschen Linderung zu verschaffen – durch bloße Energieübertragung. Ein ungeheuerliches Vorhaben, das wir Student:innen zu dokumentieren hatten. Universitätspatient:innen, die als unheilbar einstuft waren, wurden den Student:innen zur Dokumentation zugeteilt: Einer meiner Patienten hatte starke chronische Bauchschmerzen, eine

Frau hatte ein offenes Bein. Beide waren seit längerer Zeit arbeitsunfähig und galten als unheilbar. Sechs Wochen nach der Behandlung erfragten wir das erste Mal Symptome und Befinden der Patient:innen und dann ein weiteres Mal sechs Monate danach.

Mir ist die gravierende Besserung der Beschwerden meiner Patient:innen sehr lebhaft im Gedächtnis geblieben: Sowohl die Frau – sie war Verkäuferin – als auch der Patient mit den chronischen Bauchschmerzen hatten weniger Schmerzen und konnten sogar wieder arbeiten. Ohne jede Medizin! Es war reine Bioenergetik, man kann auch sagen, der Heiler hatte den Patient:innen „Energie geschickt", ohne sie zu berühren. Und seine Behandlungsmethode wirkte.

Ich bin als Sohn eines Klinikdirektors mit den Glaubenssätzen der Schulmedizin aufgewachsen. Nach ihren materialistischen Überzeugungen dürfte es solche Wunderheilungen gar nicht geben. Doch es gab sie. Nun – ich war damals zweiundzwanzig Jahre alt – war mein Interesse an alternativen Formen der Heilung geweckt.

Die Fragen nach den großen Zusammenhängen von Krankheitsgeschehen und Gesundheitsförderung beschäftigten mich ebenso sehr wie meine eigenen Beschwerden. Als chronisch kranker Mensch musste ich meinem eigenen Wohlergehen sehr viel Platz im täglichen Leben einräumen. Oft haderte ich damit, fragte mich, warum es trotz meiner disziplinierten Lebensweise, in der ich übliche Risikofaktoren wie mangelnde Bewegung, einseitige Ernährung und Drogenkonsum mied, noch immer keine Heilung für mich gab.

Diese Zweifel spornten mich aber auch an, weiter nach für mich geeigneten Behandlungsmöglichkeiten zu suchen. Immer wieder gab es große Entdeckungen, die meinen Forschergeist anfachten. So inspirierte mich beispielsweise die Akupunktur als alternative Behandlungsmethode. Ich beschäftigte mich in der ehemaligen DDR mit diesem Heilverfahren, dem medizinisch und gesellschaftlich damals noch eine absolute Außenseiterrolle zukam. Erst nach der Wende war es mir möglich, mich in die unterschiedlichen Schulen dieser Lehre zu vertiefen. Sie wurde eine große Passion von mir und ich lernte unter anderem bei verschiedenen Akupunkteuren wie Pitterling, Norgie, Bahr und Voll. Ich war fasziniert von den Erfolgen. Mir selbst verschaffte die Akupunktur immerhin Linderung, wenn auch keine Heilung.

Nach dem Fall der Mauer änderten sich meine Ernährungsgewohnheiten und ich schlemmte ausgiebig. Ich aß häufig Eis, Käse und Joghurt – alles Milchprodukte, und diese in großen Mengen. Irgendwann war Milch im Grunde mein Hauptnahrungsmittel geworden. Aber mein Darm war von dem Massenkonsum dieser ungewohnten Lebensmittel wenig angetan. Er reagierte nervös und schließlich mit Durchfällen und Schmerzen. Wenig später erfolgte die Diagnose Morbus Crohn.

Es schockierte mich sehr, dass ich diese Autoimmunerkrankung des Darms hatte. Ich war damals dreiunddreißig Jahre alt. Morbus Crohn verursacht schmerzhafte Durchfälle, stört die Nährstoffaufnahme und schwächt den gesamten Organismus. Während jedes akuten Schubes der Dünndarmentzündung fiel es mir schwer, meinen Alltag aufrechtzuhalten, meiner Arbeit nachzugehen und aktiv am Familienleben teilzunehmen – von Sport ganz zu schweigen. Morbus Crohn feuerte aber weit mehr als meine Darmtätigkeit an – ich wollte die Krankheit verstehen und suchte nach Heilverfahren, die jenseits von Cortison & Co lagen.

Als ich mich in Elektroakupunktur nach Voll (EAV) ausbilden ließ, fand ich beinahe beiläufig heraus, dass Milch meinen Darm und mein Immunsystem empfindlich stört. Sie wurde vollständig aus meinem Speiseplan gestrichen und der Dünndarm beruhigte sich etwas, heilte jedoch nicht vollends aus. Was jedoch ganz unverhofft mit dem Milchverzicht verschwand, war die Migräne!

Ich war sehr erstaunt, hatte ich meinen alten Kopfschmerz doch nie mit meinen Ernährungsgewohnheiten in Verbindung gebracht. Ich blieb anfangs sehr skeptisch und erwartete in den ersten Wochen der Milchabstinenz noch den nächsten Migräneschub. Doch die Kopfschmerzen gehörten der Vergangenheit an und sind seit dem Beginn des Milchverzichts nicht mehr aufgetreten.

Für meine Entwicklung als naturheilkundlicher Arzt und als selbst von chronischer Krankheit Betroffener war das eine sehr wichtige Erfahrung: Mit einer Verhaltensänderung, oder nennen wir es Nahrungsumstellung, hatte ich quasi bei mir selbst einen Therapieerfolg errungen. In der Vergangenheit hatte ich zahllose Expert:innen und Therapeut:innen konsultiert, ohne dass meine Beschwerden abgeklungen waren. Das hatte sich mit meinem Milchverzicht geändert. Wurde ich selbst aktiv, konnte ich mir helfen.

Milch ist schwer verdaulich und wird vom Menschen nur im Säuglingsalter gut vertragen. Aus meiner eigenen Unverträglichkeitserfahrung heraus kann ich das bestätigen. In Milch sind zu wenige Ballaststoffe enthalten und gleichzeitig ist sie hochenergetisch. Das brauchen Babys ja, die noch nicht richtig verdauen können. Sie benötigen viel Energie, um rasch wachsen zu können. Größere Menschenkinder, ab neun Jahren etwa, oder gar Erwachsene benötigen das jedoch nicht mehr. Kleine Kinder haben noch das sogenannte unspezifische Abwehrsystem, das die Milch nicht als Fremdkörper erkennt. Bei einem reiferen Immunsystem kann es jedoch dann zu Abwehrreaktionen wie Migräne kommen.

Leider vermochte die milchfreie Kost meinen Dünndarm nicht gänzlich zu besänftigen. So experimentierte ich weiter und testete viele Varianten der Diätetik und unterschiedliche Ernährungsweisen. Ich nahm auch Laktobazillen ein, um eine gesunde Darmflora aufzubauen. Ein Jahr lang ernährte ich mich strikt vegan. Dafür zog ich selbst Sprossen und aß dazu Pumpernickel – sonst nichts.

Und tatsächlich klangen meine Darmbeschwerden sukzessive ab und ich fühlte mich wesentlich besser. Allerdings war diese Kostform einseitig und aus meinem Umfeld wurde mir zugetragen, dass ich sehr schlank geworden sei und hager aussähe. Ja, regelrecht ungesund, wie man mir versicherte. Nach etwa einem Jahr begann ich ganz sachte, wieder normal zu essen, mied aber noch immer Fleisch. Milchprodukte blieben tabu.

Zu Weihnachten roch es dann bei uns sehr verlockend nach Gänsebraten und ich aß davon. Plötzlich erfuhr ich einen großen Energieschub und fühlte mich ungewöhnlich vital und munter. Da gestand ich mir ein, dass mir das Fleisch gefehlt hatte, und nahm es wieder in meinen Speiseplan auf.

Ich experimentierte weiter mit verschiedenen Formen der Ernährung und entdeckte die Blutgruppendiät für mich. Nicht alle Formen der Ernährungstherapie wirkten, was mich in der Auffassung bestärkt, dass eine Diät nicht grundsätzlich für alle Menschen mit einer bestimmten Erkrankung wirkungsvoll sein kann. Ob diese oder jene Diätetik wirkt, kann jeder Mensch nur selbst ausprobieren.

Obwohl oder gerade weil ich schon früh chronisch erkrankte, war und ist Sport für mich sehr wichtig. Schon als junger Mann war ich viel in Bewegung, trieb Sport wie Leichtathletik, Judo und Tennis. Der Genuss der körperlichen Bewegung brachte mich jedoch sehr schnell an schmerzhafte Grenzen. Jeder noch so kleine Muskelkater war äußerst schmerzhaft und meine Muskeln fühlten sich an, als hätten sie sich von der Beanspruchung entzündet. Muskelkater ist ja ein Säureüberschuss im Muskel. Und von meinem Vater wusste ich, dass ihm Bullrichsalz half, wenn er Sodbrennen, also einen Magensäureüberschuss, hatte. Also nahm ich Natriumbikarbonat und fragte mich, was außerdem noch wichtig für die Muskeln ist. Die Antwort: Magnesium. Wenn Magnesium eingenommen wird, ist gleichzeitig die Kalziumzufuhr wichtig, und bei Natriumeinnahme sollte auch Kalium zugeführt werden.

Ich ließ mir in der Apotheke einer Mischung dieser Mineralien anrühren. Als ich dann mit der Einnahme begann, ebbten der Muskelkater und die Schmerzen ab. Ich begann, minutiös den pH-Wert meines Urins zu bestimmen – sicher zehn Jahre lang –, und beobachtete, wie sich der Wechsel zwischen sauer und basisch allmählich harmonisierte. Entzündungen verursachen ja eine erhebliche Säureflut im Körper, der man mit basischen Mineralien entgegenwirken kann.

Heute spüre ich genau, wenn in mir ein Säureüberschuss vorherrscht, wenn ich „sauer bin", denn dann entwickeln meine Hände rasch einen Tremor (Zittern). Den hatte ich früher sogar so häufig, dass ich als junger Mann Zweifel hatte, ob ich überhaupt Zahnarzt werden und beispielsweise mit ruhiger Hand bohren konnte. Meine erste Berufswahl war aus diesem Grund Pathologe. An Verstorbenen konnte ich durch mein Zittern keinen Schaden anrichten. Aber meine Frau, die ich damals schon kannte, hatte Einwände: Sie tat sich schwer mit dem Gedanken, ihr Leben mit einem Mann zu teilen, der sich den ganzen Tag mit Toten beschäftigt. Neben dem gesundheitlichen hatte ich also auch einen sehr persönlichen Grund, dass ich eine Lösung für meine Muskelprobleme finden musste.

Als ich älter wurde, wurde mir an mir selbst, aber auch mit Blick auf meine Patient:innen deutlich, dass ausschließlich immunologische oder diätetische Einflussnahmen auf chronische Erkrankungen oft nicht ausreichen, um diese zu kontrollieren. Ein gutes Beispiel sind Autoimmunerkrankungen oder Burn-out. Ein Burn-out, immunologische Prozesse wie chronische Entzündungen und/oder ein sich an unverträglicher Nahrung heiß laufendes Immunsystem können mit Hormonmangel in direkter Verbindung stehen. Ein gravierender Hormonmangel kann diese Symptome regelrecht unterhalten und eine erfolgreiche Behandlung behindern. Auch das erfuhr ich wieder am eigenen Leib.

2014 besuchte ich erstmals eine Weiterbildung zur natürlichen Hormontherapie. Ich wollte mich – wie eingangs erwähnt – nicht damit zufriedengeben, mit einer Blase zu leben, die mich allnächtlich aus dem Bett trieb. Das Seminar inspirierte mich sehr, die Therapie an mir selbst auszuprobieren. Während weiterer Fortbildungen lernte ich dann, welche Hormone zur Anwendung kommen und wie sie dosiert werden.

Auf den eigenen Hormontest verzichtete ich und nahm stattdessen meine Körpersysteme mit ihren Erkrankungen unter die Lupe. Auf dieser Grundlage verordnete ich mir Hormone. Dabei ging ich ähnlich vor wie mit Nahrungsergänzungsmitteln und versuchte, das zu ersetzen, was fehlt. Ich begann, mich mit einer Creme aus Progesteron, Östron und Olivenöl zu behandeln, und cremte vorzugsweise jene Stellen an meinem Körper ein, die sich durch Alterung verändert hatten – Alterung ist ja Hormonrückgang.

Unter anderem strich ich die Creme auf meine unteren Beine. An einem war ich bereits seit zwölf Jahren mit einer chronischen Achillessehnen-Entzündung belastet. Nach einem Beinbruch war im unversehrten Bein die Entzündung zurückgeblieben. In der Folge hatte ich alle erdenklichen Therapieverfahren angewandt und musste sogar mit dem geliebten Tennisspielen aufhören. Stattdessen begann ich mit Klettersport.

Als ich mir nun die Progesteronsalbe auf die Knöchel cremte, spürte ich rasch, dass die Symptome allmählich begannen abzuklingen. Dieser Erfolg begeisterte mich und bestärkte mich in meinem Vorhaben „Selbsttest". Ich begann, natürliches Östradiol und Progesteron in höheren Dosen in Form von Kapseln einzunehmen. Wenn die entzündliche Achillessehne ausheilte, konnten vielleicht auch meine anderen Entzündungsherde gänzlich abklingen?

Ein Sportkollege beim Klettern ist Gynäkologe. Als ich ihm von meinem Selbstversuch erzählte, warnte er mich davor, es würden mir nun Brüste wachsen. Ich muss sagen, ein bisschen verunsichert hat er mich mit seinen Äußerungen schon, aber ich fühlte mich ausgesprochen wohl und vital mit der hohen Hormondosis. Nach einem Vierteljahr der Einnahme war das Resultat mehr als überzeugend: Die Nacht gehörte wieder mir und meinem tiefen Schlaf. Die Blase hielt den Urin wieder bis zum Morgen. Nach nur drei Monaten waren alle meine chronischen Entzündungen vollständig abgeklungen. Am deutlichsten jene der Achillessehne, doch auch meine Kieferhöhlenentzündung – seit meinem zwanzigsten Lebensjahr war sie zweimal jährlich entflammt. Jetzt war sie verschwunden. Endlich heilte meine chronische Dünndarmentzündung aus. Auch das Weichteilrheuma, das kürzlich bei mir vermutet worden war, war weg. Meine Muskeln konnten endlich wieder ohne starke Schmerzen physiotherapeutisch behandelt werden. Meine zweimal jährlich auftretenden Hexenschüsse gehören der Vergangenheit an.

Diese spektakulären Erfolge machten mich kühner. Mit einer Hormoncreme, die eigentlich als Vaginalcreme verwendet wird, behandelte ich meine Nase: Eine entzündliche Nasenschleimhautpartie, die verschiedentlich behandelt und sogar gelasert worden war, heilte tatsächlich ganz aus. Genauso eine chronische Schleimabsonderung im Rachen: Sie kam aus den Nebenhöhlen, die durch die orale Hormongabe nicht mehr entzündet waren – der Druckschmerz war verschwunden, die Schleimstraße verschwand ebenso. Bislang hatte ich morgens mit einem Glas heißen Wassers bewirkt, dass der verbleibende Schleim sich löste. Mittlerweile vergesse ich es sogar manchmal, denn ich brauche es nicht mehr.

Nach diesen spektakulären Heilerfolgen reduzierte ich die Hormone auf die Hälfte der anfänglichen Dosis, mit dem Ziel, dauerhaft so viel wie nötig, aber so wenig wie möglich einzunehmen – bei Aufrechterhaltung meines Wohlbefindens und Symptomfreiheit. Ein Bluttest zeigte allerdings, dass einige Hormonwerte recht hoch waren. Daraufhin ließ ich mir individuelle Hormondosen in Kapseln anfertigen, testete nach und reduzierte die Dosis abermals. So fand ich meine Erhaltungsdosis.

Ein Problem aber blieb: Um eine bestimmte Hormondosis im menschlichen Körper oral, also per Kapsel, zu ihrem Bestimmungsort zu führen, braucht es die zehnfache Dosis, denn neunzig Prozent des Wirkstoffs werden vom Körper ausgeschieden – eine große Last für das Entgiftungsorgan Leber. So ließ ich mir die Hormone schließlich in Cremes einrühren, denn transdermal fallen keine unnötigen Stoffwechselvorgänge an – der Wirkstoff geht direkt ins Blut, ohne die Leber zu belasten.

Meine eigenen Heilerfolge haben mir gezeigt, wie groß der Wirkungsgrad der natürlichen Hormone tatsächlich ist. Wenn es eine verträgliche Form der Hormonsubstitution gibt, sprich: wenn das ersetzt werden kann, was fehlt – und das ist ja mit den natürlichen Hormonen gegeben –, kann ein Mangel auf verträgliche Art behoben werden.

Wichtig ist, neben den Sexualhormonen auch die Nebennierenhormone und sogenannte Stresshormone mit einzubeziehen. Sie sind von großer Bedeutung für die menschliche Gesundheit und können ebenso naturidentisch substituiert werden. Ich habe für mich festgestellt, dass ich phasenweise DHEA, ein Nebennierenhormon, benötige und dass das sogenannte Prohormon Vitamin D3 – es wird hierzulande noch zu selten und zu gering dosiert verordnet – sehr bedeutsam für die Gesundheit und das Wohlbefinden ist. Auch meine Frau nimmt inzwischen naturidentische Hormone und konnte damit ihren Blutdruck aus gefährlichen Höhen herunterholen. Es ist wunderbar, welchen positiven Einfluss natürliche Hormone auf alle menschlichen Körpersysteme haben, ohne diese zu belasten.

Heute, mit guten sechzig Lebensjahren, fühle ich mich gesünder und wohler als je zuvor in meinem Leben. Tatsächlich bin ich leistungsfähiger als in der Zeit des chronischen Kränkelns. Viele Jahre lang verwendete ich sehr viel Aufmerksamkeit und Mühe für die Erforschung meiner Krankheiten und meine zahlreichen Selbstversuche. Inzwischen wurde bei mir eine angeborene Entgiftungsstörung nachgewiesen. Mit natürlichen Hormonen hätte sie bereits viel früher erfolgreich behandelt werden können.

Ist das nun positiv oder negativ zu werten? Im Grunde trägt die Frage die Antwort bereits in sich, denn es ist die Frage nach dem Glas: Es ist entweder halb voll oder halb leer. Jede Krankheit birgt eine Möglichkeit für Veränderung, persönlichen Wissenszuwachs und tiefes Verstehen.

Ich sähe mich heute kaum in der Lage, meine Patient:innen ganzheitlich zu beraten, wäre meine Suche weniger lang und ohne Hindernisse verlaufen. Auf meinem eigenen Weg habe ich mir ein großes Wissen angeeignet und mit Selbstversuchen sehr viele Erfahrungen gesammelt. Aus diesem Fundus schöpfe ich und helfe Menschen, die chronische Beschwerden haben. Und helfen zu können ist für mich das Schönste an meinem Beruf.

8 Leichtigkeit und Vitalität adé? Gesund altern

Bettina M.

Eine warmherzig lächelnde Frau öffnet mir die Wohnungstür, während eine neugierige kleine Katze um ihre Beine streift. In dem Raum, wo es nach Ingwertee duftet, springt das Tier auf den Tisch und möchte sich genau dort niederlassen, wo mein Diktiergerät zum Aufnehmen bereitliegt. Die Katze entscheidet sich doch für Bettina M.s Schoß und lässt sich von ihr ausgiebig kraulen. Noch vor wenigen Jahren wäre Frau M.s rechte Hand zu beeinträchtigt gewesen, um das Tier zu streicheln. Damals kämpfte sie mit etlichen körperlichen und psychischen Beeinträchtigungen. Ich lausche ihrer vom Schnurren der Katze untermalten Geschichte.

Meine Arbeit hatte immer einen hohen Stellenwert in meinem Leben. Sie erfüllt mich bis heute, auch wenn sie mich nicht vor kritischen Lebensereignissen und gesundheitlichen Krisen bewahrte. Im Alter von fünfundsechzig Jahren blicke ich auf ein ereignisreiches Leben mit vielen Höhen und Tiefen zurück. Bis heute bin ich selbstständige Unternehmerin, begann als Schauspielerin und war in verschiedenen Branchen tätig. So war ich Besitzerin zweier Restaurants, Eigentümerin eines Musikstudios und Künstlermanagerin, TV-Coach für Prominente und Persönlichkeitstrainerin. Krisen trafen mich genauso wie andere Menschen auch. Es gab Phasen in meinem Leben, in denen ich nicht wusste, wie es weitergehen wird, doch es ging, und ich wuchs innerlich daran.

Mit natürlichen Hormonen kam ich erst in Kontakt, als mich mit Mitte fünfzig plötzliche Beschwerden aus dem Gleichgewicht brachten. Ärzt:innen rieten mir, diese Veränderungen hinzunehmen und medikamentös oder sogar operativ zu behandeln, doch das kam für mich nicht infrage. Ich neige nicht dazu, ohne eigene Überlegungen einem medizinischen Rat zu folgen. Bislang hatte ich meine persönlichen und gesundheitlichen Herausforderungen immer angenommen und war daran gereift und gesundet. Ich sah keine Veranlassung, mich jetzt passiv behandeln zu lassen.

Doch damals fühlte ich mich ähnlich hilflos wie vor vielen Jahren, als ich plötzlich schwer an einer Angstneurose mit Panikattacken erkrankte und zeitgleich mein Lebenspartner einen lebensbedrohlichen Schlaganfall erlitt. Beides drohte mein ganzes Leben lahmzulegen, bis ich schließlich wieder aus dieser Krise herausfand. Und einen eigenen Weg im Umgang mit meinen gesundheitlichen Problemen wollte ich auch dieses Mal wieder finden.

Von meiner Erfahrung mit einer massiven Angststörung berichte ich hier, weil sie mich nachhaltig geprägt und vieles gelehrt hat. Ohne sie wäre ich vermutlich dem einen oder anderen Rat eines Arztes gefolgt und hätte meine Beschwerden operativ-konservativ behandeln lassen. Bis heute verdanke ich dieser extrem schwierigen Zeit meinen aktiven Umgang mit gesundheitlichen Problemen.

Die Panikattacken überfielen mich damals wie aus dem Nichts und ich erlebte sie körperlich wie psychisch als eine völlige Verausgabung. Ich geriet in akute Atemnot, entwickelte dabei Bluthochdruck und stand Todesängste aus. Nachdem ich in der U-Bahn hyperventilierend zusammengebrochen war, riet mir der Notarzt, mich sofort an einen Therapeuten zu wenden.

Ich fand in meiner Ärztin, die auch Psychotherapeutin war, eine empathische Ansprechpartnerin. Sie erklärte mir, dass besonders Menschen, die auf einem hohen Leistungsniveau arbeiteten, manche mit Personalverantwortung und/oder in Selbstständigkeit – beides tat ich seit vielen Jahren –, an ihre Grenzen geraten konnten und mitunter eine solche Angststörung davontrugen.

Die Panikattacken kamen aus heiterem Himmel und lähmten mich derart, dass ich das Haus nicht mehr verlassen konnte, ohne in Atemnot zu geraten und Todesängste auszustehen. So entwickelte ich Angst vor der Angst, vor einem möglichen nächsten Panikanfall. Anfangs besuchte ich die Therapeutin zwei-, später einmal pro Woche. Obwohl sie fast gegenüber unserer Wohnung praktizierte, ließ ich mich von meinem Lebensgefährten begleiten – allein das Haus zu verlassen war zur Unmöglichkeit geworden. Um den Anfällen zu entgehen, strukturierte ich mein gesamtes Leben um, privat wie beruflich.

Als Trainerin und Coach war ich in der Beratung tätig und gab an verschiedenen Orten Deutschlands Seminare. Doch nun waren Reisen undenkbar geworden und ich strich die Seminare aus meinem Terminkalender. Eine reduzierte Anzahl von Klient:innen beriet ich bei mir zu Hause oder am Telefon.

Dabei war ich immer in Sorge, dass mich ausgerechnet in einem Beratungstermin eine Panikattacke überfallen konnte. Ich versuchte zu verbergen, wie es wirklich um mich stand. Das Vertrauen in den eigenen Entwicklungsprozess kann empfindlich gestört werden und es kann Hilfesuchenden Angst machen, wenn sie erfahren, dass ihr Coach psychisch belastet ist. Noch dazu waren einige meiner Klient:innen prominent, kamen aus der Fernsehbranche. Zu offenbaren, dass ich an einer Angststörung litt, wäre rufschädigend gewesen. Im Grunde hätte ich mich ganz aus der Beratung zurückziehen können, doch meine Arbeit verschaffte mir weiterhin Normalität und Anerkennung, die ich jetzt so dringend brauchte. Und sie sicherte mir als Selbstständige meinen Lebensunterhalt.

Medikamentös einzugreifen lehnte ich ab. Für mich waren Psychopharmaka kein Weg, ich glaubte an meine Selbstheilungskräfte und versuchte es mit Psychotherapie und schrittweisen Verhaltensänderungen sowie mit einer Atemtherapie. Als wäre meine Angststörung nicht schon schlimm genug, erlitt mein Partner plötzlich einen schweren Schlaganfall. Er verbrachte viele Wochen und Monate im Krankenhaus und dann in mehreren Rehakliniken. Nun kam zu meiner eigenen Erkrankung noch die Sorge um das Leben meines Partners und die völlig neu zu organisierende Haushaltsführung hinzu.

Ich überwand seine Abwesenheit ein Dreivierteljahr lang, indem ich täglich nahestehende Menschen einlud, die mit mir die Wohnung teilten – auch nachts. Sogar den hilfsbereiten italienischen Besitzer meines Lieblingsrestaurants bezog ich mit ein. Daneben Freund:innen und Verwandte. Irgendwie schaffte ich es, nicht allein in der Wohnung sein zu müssen, und das half mir enorm. Langsam lockerte sich der klammernde Griff der Neurose und ich besuchte meine Therapeutin nur noch einmal pro Woche. Nach eineinhalb Jahren war ich endlich geheilt.

Mit Mitte fünfzig registrierte ich, dass meine Periode seltener kam. Meine Gynäkologin bot mir die gesundheitsschädigenden synthetischen Hormone an, falls die zu erwartenden Wechseljahresbeschwerden zu stark werden sollten. Doch das kam für mich auch später nicht infrage. Und tatsächlich veränderte ich mich zusehends, jedoch anfangs eher psychisch als körperlich. Ich war weniger geduldig und wurde aufbrausend mit meiner Umwelt, jedoch allen voran mit mir selbst. Wenn mir etwas misslang, hatte ich augenblicklich das Gefühl, zu versagen. Mein Schlaf wurde schlecht und sehr störanfällig. Ich weiß nicht, ob es daran lag, dass ich keine Hitzewallungen hatte oder dass ich meine veränderten Persönlichkeitsmerkmale zu gut in Worte fassen konnte, meine Gynäkologin jedoch brachte diese Symptome keineswegs mit hormonellen, über die Zeit der Wechseljahre hinausgehenden Schwankungen in Verbindung.

Dann bekam ich aus heiterem Himmel einen schmerzhaften Blähbauch. Dabei aß ich wie immer, verzichtete auf Milchprodukte und Weizen. Doch egal, was ich aß: Ab 14 Uhr hatte ich einen aufgetriebenen Bauch wie eine schwangere Frau. Ich versuchte, den Bauch einzuziehen, doch das hielt ich nicht lange durch. Irgendetwas stimmte nicht. Ich bekam Schmerzen im Leberbereich und in anderen Organen. An manchen Tagen drückte der Blähbauch hoch bis zum Herzen und sogar das Atmen bereitete mir Schmerzen.

Meine nun folgenden Arztbesuche waren zahlreich, doch weder Röntgenbilder noch diverse Stuhluntersuchungen ergaben einen Befund. Was blieb, war die Luft in meinem Bauch und ärztliche Ratschläge wie: „Vielleicht sollten Sie Ihre Ernährung ändern."

Schließlich begann auch noch mein rechtes Handgelenk stark zu schmerzen und überlagerte die Bauchbeschwerden. Innerhalb kürzester Zeit zog sich der Schmerz in den Arm hinein und dann war auch die Schulter betroffen. Sie verhärtete sich zu Stein. Als ich einen Orthopäden aufsuchte, konnte ich den Arm gar nicht mehr bewegen. Seine Diagnose waren altersbedingte Abnutzungserscheinungen an den Wirbeln. Er empfahl mir regelmäßige Spritzen gegen den Schmerz und das Tapen als Therapie.

Ein halbes Jahr lang ließ ich mir zur Lockerung der Muskulatur Injektionen geben, obwohl ich sie schlecht vertrug. Nach der zehnten Spritze fiel ich in der Praxis in Ohnmacht. Diese mehr als deutliche Reaktion meines Körpers ließ mich die Therapie abbrechen. Sie hatte ohnehin die Ursachen meiner Beschwerden nicht geheilt, sondern diese nur geringfügig gelindert. Denn wenn die Schulter sich auch manchmal lockerte – die starken Hand- und Armschmerzen blieben. Nun riet der Orthopäde sogar zur Operation. Doch ich hatte weder einen Wirbelbruch infolge fortgeschrittener Osteoporose erlitten noch einen Bandscheibenvorfall. Dann folgte auch noch die Diagnose Karpaltunnelsyndrom, was angeblich auch nur mit einer Operation zu behandeln war.

Inzwischen lebte ich seit acht Monaten mit nicht einsatzfähiger Hand samt schmerzendem Arm und schmerzender Schulter. Als Rechtshänderin sah ich mich in meinem täglichen Leben extrem eingeschränkt. Wieder musste ich meinen Alltag, den Haushalt und das gesamte tägliche Leben neu organisieren. In Kombination mit meiner neuerlichen emotionalen Reizbarkeit setzten mir die Behinderung und die ständigen Schmerzen sehr zu.

Damals machte mich eine Freundin auf eine Fernsehsendung aufmerksam, in der es um alternative Schmerztherapien ging. Zwei Physiotherapeuten stellten Patient:innen mit Symptomen vor, die meinen Beschwerden ähnelten. Einigen von ihnen ging es noch viel schlechter als mir. Mit sehr einfachen Übungen lernten die Patient:innen in dieser Therapie Übungen, die ihren Schmerz massiv eindämmten und sogar verschwinden ließen.

Ich suchte dann in Berlin Therapeut:innen, die diese Methode anwendeten, und fand eine sehr gute in dieser Anwendung ausgebildete Heilpraktikerin. Und es gelang ihr tatsächlich, in das Zentrum meiner Schmerzen vorzudringen, die Muskulatur zu lockern und mir dann mittels einer besonderen Technik zu vermitteln, wie ich selbst Übungen praktizieren konnte, um meine Fehlhaltungen zu korrigieren.

Es war ein langwieriger Lern- und Heilungsprozess, doch er war spektakulär. Das menschliche Gehirn ist ja bequem und lernt nur widerwillig und langsam um. Doch allmählich verinnerlichte mein Gehirn die neue Haltungsweise, unterstützte meine Korrektur im Sitzen und auch im Schreiben. Ein Jahr lang war ich bei der Therapeutin in Behandlung und mit den Therapien von Liebscher & Bracht sowie mithilfe der Alexandertechnik waren meine Schmerzen, inklusive jenen in der Hand, verschwunden. Ich lernte auch in einem Kurs, sämtliche Gelenke und Muskeln nach dieser Methode eigenständig zu lockern und zu aktivieren.

Bis heute warnt mich diese Erfahrung davor, bei Abnutzungen vorschnell eine Operation vornehmen zu lassen. Vielmehr ist es wichtig, Fehlhaltungen zu korrigieren und bestimmte Muskelgruppen aufzubauen, um Verschleißerscheinungen – und die sind ja im Alter unweigerlich da – zu therapieren. Die Übungen sollten im Alltag immer praktiziert werden, denn bei Verschleiß ist nicht ausgeschlossen, dass die Symptome zurückkommen. Heute kann ich mir, wenn ich die Übungen phasenweise nicht so konsequent praktiziert habe, bei Schmerzzuständen immer sehr schnell selbst helfen.

Nachdem ich die Schmerzen los war, fiel ein großes Stressmoment weg. Doch ich registrierte, dass mein Blähbauch noch da war. Auch meine unkontrollierbaren negativen Gefühlsausbrüche und die Schlafstörungen begleiteten mich weiterhin. Letztere beeinträchtigten mich besonders. Selbst wenn ich nicht arbeiten musste und Ruhe hatte, konnte ich nicht besser schlafen. Immer wieder wurde ich nachts wach und konnte nicht wieder einschlafen. Ich fühlte mich permanent unruhig, auch tagsüber. Obwohl ich regelmäßig meditierte und atemtherapeutische Übungen und Yoga praktizierte – es half alles nichts.

Die Wechseljahre lagen inzwischen hinter mir und es wunderte mich sehr, dass die Symptome anhielten – auch nach der letzten Regelblutung. Ich fragte mich, ob ich all diese negativen Veränderungen würde hinnehmen können. Mir erschien es einfach wenig schlüssig, mit zunehmendem Alter ein Leben als Dauerkranke und emotional Labile führen zu müssen.

So fiel es mir weiterhin sehr schwer, unbeschwert mit meinen Klient:innen zu arbeiten. Als Persönlichkeitstrainerin und Coach half ich ihnen zu reflektieren und begleitete sie auf ihren neuen selbst gewählten Wegen. Mit knirschenden Zähnen stand ich meine Seminare und Coachings durch, ich fühlte mich ja in mir selbst nicht mehr zu Hause. Der Schlafmangel zehrte an mir und mein Humor war mir abhandengekommen. Meine geliebte Arbeit strengte mich eigentlich nur noch an.

In meinem Umfeld beobachtete ich inzwischen, wie Menschen in meinem Alter ernsthaft erkrankten, Schicksalsschläge erfuhren oder chronische Schmerzen bekamen. Viele gaben auf, ließen sich in den unweigerlichen altersbedingten Abbau von Gesundheit und Wohlbefinden hineinfallen.

Das war nie mein Weg. Ich wollte und will bis heute nicht akzeptieren, dass Altern mit dauerhaften Schmerzen und chronischen Einschränkungen verbunden sein muss. Ich möchte Einfluss nehmen auf meine Gesundheit. So weigerte ich mich auch, nach meiner letzten Regelblutung hinzunehmen, von nun an mit einem gestörten Schlaf, emotional labil und mit einem schmerzhaften Blähbauch zu leben.

Wieder half meine Schmerztherapeutin und machte mich auf die natürliche Hormontherapie aufmerksam. Diese sehr verträgliche Therapie basiert auf der mexikanischen Yamswurzel und verursacht kaum Nebenwirkungen. Bereits kurze Zeit nach Therapiebeginn begann ich mich gesünder zu fühlen. Nach mehr als sechs Jahren meiner Beschwerden atmete ich auf: Mein Schlaf wurde wieder tiefer und schließlich auch erholsam. Ich spürte neue Kraft in mir und hatte stärkere Nerven. Mein Bauch schwoll ab, ich war nicht länger dauergebläht. Bereits nach einem halben Jahr fühlte ich mich emotional wieder völlig stabil und vitaler.

Im Nachhinein sehe ich diese Zeit als willkommenes Innehalten in meinem von sehr viel Arbeit bestimmten Leben. Ich entstieg dieser Lebensphase wie ein Phönix aus der Asche. Ich erwarb einen Master in Neuro-Linguistischem Programmieren (NLP) und entschied mich, das Coaching auszuweiten. Diese Arbeit bereitete mir sehr viel mehr Freude als eine Musikproduktionsfirma zu leiten oder in der Gastronomie tätig zu sein. Ich verkaufte mein letztes Restaurant und überließ das Musikstudio einem Kollegen. Wirklich gebraucht wurde ich hier nicht. So konnte ich endlich einmal im Leben das tun, wofür ich sonst nie Zeit gehabt hatte. Ich absolvierte sogar noch eine weitere Ausbildung und wurde psychologische Heilpraktikerin.

Vermutlich leben sehr viele Frauen nach den Wechseljahren mit sich zu manifesten Krankheiten auswachsenden Beschwerden weiter, ohne Hilfe von ihren Gynäkolog:innen oder Hormonfachärzt:innen zu erhalten. Diese kennen die natürliche Hormontherapie schlicht nicht. Auch werden nach der Menopause gesundheitliche Beschwerden von den Ärzt:innen häufig bagatellisiert – so lange, bis operativ und oder medikamentös eingegriffen wird.

Ich bin überzeugt, dass dies der falsche Weg ist. Der Schlüssel liegt im Ausgleichen einer hormonellen Dysbalance – egal ob vor, während oder nach den Wechseljahren. Es geht mir nicht darum, dem Alter ein Schnippchen zu schlagen. Ich möchte es keineswegs mit der natürlichen Hormontherapie aufhalten. Aber vor vermeidbaren Einschränkungen und Krankheiten bewahrt sein möchte ich sehr wohl.

9 Zwanzig Jahre Suche: Neurodermitis, PMS, Hashimoto und Reizdarm

Astrid Müller

Als ich begriff, hatte ich erst wenige Seiten des Ratgebers gelesen. Meine Beine ruhten auf einem Hocker, um meine rot leuchtenden Zehen zu entlasten. Ich war 41 Jahre alt und seit einigen Wochen schlug mein Körper rätselhaften Großalarm. Ich war entzündet. Meine Hautflächen brannten und juckten, raubten mir regelmäßig den Schlaf. Nachts kam ich auf keine vier Stunden mehr und morgens stand ich wie zerschlagen auf. Dort, wo sich Schweiß bildete und Haut in Schleimhaut überging – sogar in den Augenwinkeln –, entzündete sich die Haut. Auch mein Darm spielte verrückt. Ich konnte keine noch so leichte Nahrung zu mir nehmen, ohne dass ich kolikartige Blähungen bekam. Gleichzeitig legte ich schnell an Gewicht zu, mein Gemüt verdunkelte sich zusehends. Hatte ich zu irgendeiner Zeit in meinem Leben so trübe Gedanken gehabt? Zwanzig Jahre war ich bereits auf der Suche nach Heilung, aber diese Symptome waren neu. Ich fühlte mich wie emotional ferngesteuert, wie in einem Alptraum. Und nun las ich, das alles könne schlicht in einem Mangel an Hormonen begründet sein? Mein Verstand sträubte sich, doch mein Bauch sagte augenblicklich: Ja, das kann es!

Unter schuppig-juckender Haut litt ich bereits als Säugling. Obwohl gerade Pampers & Co in Mode kamen, duldete mein Hintern nur die gute alte Baumwollwindel. Als ich neun Monate alt war, steckte ich mich bei meiner Familie mit einem Magen-Darm-Virus an. Meine Familie war längst wieder gesund, doch meine Durchfälle hielten viele Wochen an. Den Ärzt:innen war das nicht geheuer und sie rieten meiner Mutter, mich ins Krankenhaus zu bringen. Sie kurierte mich geduldig zu Hause mit Bananen und schwarzem Tee. Ich entwickelte mich wie andere Kinder, hatte jedoch sehr häufig mit Infektionen und Neurodermitis-Schüben zu kämpfen.

Mit elf Jahren durchlief ich dann einen ungewöhnlich starken Wachstumsschub und schoss in knapp einem Jahr schmerzhafte zwölf Zentimeter in die Höhe. Und in eine endgültige feminine Breite. Meine erste Periode kam an meinem zwölften Geburtstag. Mangelerscheinungen und Wachstumsschmerzen machten mir zu schaffen, ich fühlte mich elend und vollkommen fremd in meinem veränderten Körper.

Hinzu kamen monatlich wiederkehrende Beschwerden, die mir später als prämenstruelles Syndrom (PMS) erklärt wurden und mich von nun an begleiteten. Allmonatlich schwoll mein Bauch an, meine Verdauung geriet ins Stocken und ich mutierte wie zu einem anderen Wesen. Ich wurde zu einer ferngesteuerten aggressiven Furie. Mit Einsetzen der Periode war alle Wut verraucht, doch dann kam die Traurigkeit und mich schüttelten heftige Krämpfe. Ich musste mich regelmäßig übergeben. Ich war anders als andere Mädchen in meinem Alter, eine Hälfte des Monats mutierte ich zur Kranken.

Mit etwa achtzehn Jahren ließen meine Beschwerden während der Periode nach, die Symptome vor der Regel blieben jedoch. Auch meine Hautekzeme gingen zurück. Als ich nach Berlin ging, hoffte ich, alles würde sich mit zunehmendem Alter normalisieren. Verschiedene Gynäkolog:innen erklärten mir, außer pflanzlichen Mönchspfeffertropfen, die bei mir keine Wirkung zeigten, sei lediglich die Antibabypille ein wirksames Mittel gegen PMS.

Obwohl ich intuitiven Widerwillen gegen ein solches Hormonpräparat spürte, probierte ich die Antibabypille aus. Nach nur einem Monat war ich auf ewig von diesem Medikament kuriert: Mein Gewicht explodierte und ich spürte, wie ich mich psychisch veränderte. Meine Beschwerden vor der Regel verstärkten sich sogar. Nach einem Zyklus setzte ich die Pille wieder ab. Noch mehrere Monate danach fühlte ich mich wie aufgedunsen und psychisch verändert, bis mein Körper die künstlich zugeführte Hormonflut endlich wieder ausgeschieden und sich mein Gewicht wieder normalisiert hatte.

Die von mir vorgetragenen Nebenwirkungen der Pille waren den Gynäkolog:innen nicht geläufig. Ich stieß auf taube Ohren und man versuchte regelrecht, mir diese Symptome auszureden. Eine Frauenärztin riet mir sogar zu einer frühen Schwangerschaft, die regulierend auf den weiblichen Zyklus wirke, und ich beschloss, Gynäkolog:innen künftig zu meiden.

Nachdem ich mein Abitur abgelegt hatte, begann ich ein Sozialpädagogikstudium. Die Mauer war gefallen und ich entschied mich, in Berlin zu bleiben. Ich erlebte den bewegenden Freudentaumel der deutschen Wiedervereinigung. Im fünften Semester bereitete ich mich auf ein Auslandssemester in den USA vor. Ich hatte mich für San Francisco in Kalifornien entschieden und traf Freunde, die bereits Auslandserfahrung gesammelt hatten, zum Essen.

Es sollte der vorerst letzte Abend sein, an dem ich mich gesund fühlte. Am nächsten Morgen scheuchten mich plötzlicher Durchfall und starke Bauchschmerzen auf. Mein Bauch war gebläht wie nie zuvor in meinem Leben und ich hatte Schweißausbrüche. Damals vermutete ich eine schwere Lebensmittelvergiftung und nahm an, in einigen Tagen würde der Spuk vorbei sein.

Doch die Beschwerden hielten an und schwächten mich zusehends. Ich konnte weder meine Vorlesungen besuchen, noch wie sonst an den Wochenenden arbeiten gehen. Zu einer Ärztin hätte ich mich mit solchen Symptomen nicht getraut – sie erschienen mir fast banal.

Nach drei Wochen begann ich alle meinen Darm provozierenden Speisen zu meiden und fastete. Während der Nahrungsabstinenz ging es mir tatsächlich deutlich besser. Mit dem Fastenbrechen kehrten jedoch abgesehen vom Durchfall alle Symptome zurück. Inzwischen begannen sie mich mürbe zu machen und nach einigen Wochen vertraute ich mich schließlich der nächsten Hausärztin an der Ecke an.

Meine Jugend und mein vitales Aussehen passten wohl nicht zu den Symptomen, die ich schilderte. Die Ärztin ließ meinen Stuhl auf Blut untersuchen und der Test fiel negativ aus. Weitere Diagnostik wollte sie nicht veranlassen und mich beschlich ein Gefühl, dass sie mich für eine Simulantin hielt.

Inzwischen stand mein Amerikaaufenthalt unmittelbar bevor. Es waren nur noch wenige Monate bis zu meiner Abreise. Ich wollte unbedingt gesund sein, wenn ich nach Kalifornien ging. Um andere mögliche Infektionsquellen auszuschließen, wandte mich schließlich an das Tropeninstitut. Ein halbes Jahr zuvor war ich ohne jegliche Impfungen in die Karibik gereist – vielleicht hatte mich ein tropischer Keim, der lange brütet, erwischt? Es wurden weder im Blut, noch im Urin oder im Stuhl exotische Erreger gefunden. Man sagte mir dort jedoch, dass das nicht bedeute, ich hätte keine Infektion. Es gäbe sehr schwer nachweisbare Infektionen und meine Symptomatik sei eindeutig eine Infektionssymptomatik.

Damals hatte ich noch keinen eigenen Standpunkt zu diesem Infektionsverdacht. Über Nacht waren meine Beschwerden gekommen und hatten mich krank gemacht. Seither beeinträchtigten sie mich im Studium, bei der Arbeit und im Privatleben. Besonders abends, wenn der Darm gefüllt war, fühlte ich mich elend und hatte starke Leibschmerzen.

Ich spielte damals noch Badminton, doch das verstärkte die Symptome noch. Schließlich gab ich den Sport auf. Mit Bauchschmerzen, Schweißausbrüchen und neuen, sich inzwischen wieder hinzugesellenden Hautentzündungen hoffte ich jedoch noch immer auf meine Selbstheilungskräfte. Ich kam nicht auf den Gedanken, dass ich von nun an chronisch krank war. Nicht zuletzt, weil ich mich gerade verliebt hatte, schien dies abwegig zu sein.

Mein neuer Freund und ich ließen uns auf HIV testen, obwohl wir wussten, dass wir nicht an Aids erkrankt sein konnten. Keiner von uns hatte sich einem Risiko ausgesetzt. Doch während sich diese Erwartung in seinem HIV-Test bestätigte, wies meiner zu unserer Überraschung ein „indifferentes" Ergebnis auf.

Ich war geschockt. Ich war noch keine fünfundzwanzig Jahre alt und sah mich plötzlich mit der Möglichkeit konfrontiert, an einer lebensbedrohlichen Krankheit zu leiden. War das die Erklärung für meine mysteriösen Symptome? Nur ein neuerlicher, sechs Wochen später vorgenommener Bluttest würde endgültigen Aufschluss geben können.

Die nächsten eineinhalb Monate erlebte ich wie in quälender Zeitlupe. Und als das neue Ergebnis vorlag, wies es mein Blut erneut als indifferent aus. Wieder ließ ich die sehr persönlichen und direkten Fragen der besorgten Ärzt:innen nach einer möglichen Übertragung des Virus über mich ergehen. Ob ich ganz sicher sei, wurde ich gefragt.

Inzwischen wich meine Sorge purer Verzweiflung. Meine Schweißausbrüche und den revoltierenden Darm sahen mein Freund und ich jetzt in einem anderen Licht. Auch war in den frühen Neunzigern noch wenig über HIV bekannt. Wer konnte in dieser Zeit mit Gewissheit sagen, welche Symptome typisch für eine HIV-Infektion waren?

Die folgenden sechs Wochen bis zum dritten Test kamen mir vor wie eine Ewigkeit. Wenige Tage vor meiner Abreise nach San Francisco brachte der Befund die Erlösung: negativ. Nach drei Monaten Bangen und Ungewissheit fiel mir ein Stein vom Herzen. Eine ungewöhnliche Immunreaktion habe das Testergebnis mehrmals verfälscht, erfuhr ich.

Auch wenn meine Erleichterung ob des Ergebnisses sehr groß war, gestand ich mir endlich ein, dass ich ernsthaft krank war. Das waren nicht einfach nur Symptome, die von allein wieder verschwanden. Sie beeinträchtigten bereits mein Immunsystem und verfälschten Testergebnisse.

Aber deshalb mein Auslandssemester absagen? Ich resümierte meine Beschwerden. Die ständigen Leibschmerzen setzten mir zu, mein Bauch war so beharrlich aufgetrieben, dass ich mir nicht vorstellen konnte, jemals Kinder zu bekommen – da war schon allmonatlich kein Platz für die Menstruation, der Darm und die Gebärmutter konkurrierten miteinander – wie sollte dort irgendwann ein Kind wachsen?

Doch mein Praxissemester stellte den Höhepunkt meines Sozialpädagogikstudiums dar. Ich freute mich so sehr auf eine neue Lernerfahrung im Ausland. Sie würde mich auch von meinen Beschwerden ablenken. Natürlich entschied ich mich für Kalifornien. Und ich liebte San Francisco auf Anhieb. Die Stadt hatte viele soziale Projekte für Bedürftige und eine gewachsene Stiftungsstruktur, von der mich besonders die Aidshilfe interessierte. Drei Monate Angst um mein Testergebnis hatten mich für die Krankheit sensibilisiert. Im Zentrum der Stadt arbeitete ich in einer Tagesanlaufstelle für Aidskranke.

Sechs Monate lang war ein Mehrbettzimmer in einem kleinen Gasthaus mit Gemeinschaftsküche mein Zuhause. Es war eine berauschende und aufreibende Zeit, in der ich wunderbaren Menschen unterschiedlichster Herkunft begegnete. Ich sah mir so viel von Kalifornien an, wie neben der Arbeit und dem Kranksein möglich war.

Denn krank war ich noch immer. Jeden Monat, nämlich dann, wenn meine Periode kam, erwischte mich ein lästiger grippaler Infekt, der sich immer einige Tage mit Fieber, geschwollenen Mandeln und Husten hielt und hartnäckig wiederkehrte. Nach den ersten Monaten ging ich einfach über die Symptome hinweg. Ich war jung, wollte arbeiten und keine kostbare Zeit mit Grippe-Zipperlein verplempern! Zu Hause in Berlin, das versprach ich mir, würde ich meinem Kranksein auf den Grund gehen. Doch meine Ignoranz bescherte mir zusätzlich eine Blasenentzündung, die schließlich bis zu den Nieren aufstieg und mir die Grenzen meiner Vitalität aufzeigte. Wenige Tage vor meiner Rückkehr nahm ich starke Antibiotika ein und kehrte geschwächt nach Berlin zurück.

Nun begann ich systematisch nach den Ursachen für das Schwinden meiner Gesundheit zu suchen. Meine ersten Anlaufstellen waren Fachärzt:innen, die meine Schweißausbrüche ernst nahmen und diverse Blutuntersuchungen veranlassten. Während ich das Schwitzen als Begleiterscheinung der Leibschmerzen interpretiert hatte, zeigten Blutkulturen eine eindeutige Fieberkurve. Offenbar stieg meine Temperatur mehrmals am Tag auf 38,2 Grad Celsius und mehr.

Ein Immunologe überredete mich, die ernsthafte und seltene Erkrankung Darmtuberkulose ausschließen zu lassen. Widerwillig ließ ich meinen Magen und Darm spiegeln und Gewebeproben entnehmen. Und tatsächlich fand man dort entzündete Zellen, für die es offenbar eine Diagnose gab: Morbus Crohn.

Der untersuchende Arzt stellte mir eigenartige Fragen zu meiner Lebensweise und zu meiner Biografie. Die Medizin charakterisiere Morbus-Crohn-Patient:innen als wenig durchsetzungsfähige und eher schüchterne Menschen – so der Arzt –, die lange passiv in ungesunden Lebenslagen verharrten, die eigentlich unhaltbar waren. Ihr Darm reagiere darauf mit einer chronischen Entzündung und greife sich selbst an. Nahrung könne nicht mehr angemessen verdaut und Stuhl nicht mehr gehalten werden.

Meine Lebenslage war zum Zeitpunkt meines Krankwerdens jedoch alles andere als unhaltbar gewesen. Im Gegenteil: Es ging mir sehr gut, als ich krank wurde. Ich war angekommen in Berlin, im Studium und in der Liebe. Ich bereitete meinen beruflichen Start in die soziale Arbeit vor. Zu besonders schüchternen Charakteren zählte ich mich nicht und ich lebte eine sehr zufriedene Phase in der Gegenwart. Ich hatte Pläne und Ziele, feilte an meiner Zukunft.

Außerdem fehlte mir das Leitsymptom: Seit dem Fasten hatte ich keinen Durchfall mehr. Der Arzt wischte meine Worte vom Tisch. Es gäbe Morbus-Crohn-Patient:innen, bei denen die Krankheit erst zwei Jahre nach dem ersten Schub vollständig ausbreche. Der Durchfall könne noch kommen und ich gehöre definitiv zu diesen Patient:innen. Ich fragte mich, woher er das wusste, und in mir regte sich Widerstand.

Alles, was ich von der Krankheit Morbus Crohn wusste, hatte mit wässrigen Durchfällen, künstlichen Darmausgängen und wiederholten schmerzhaften Operationen zu tun. Ich versuchte mein Bild mit dem einer klassischen Morbus-Crohn-Patientin abzugleichen, doch der Arzt interessierte sich weder für meine durchsetzungsfähige Persönlichkeit noch für die Konsistenz meines Stuhls oder für meine Lebensweise. Für ihn zählten die Fieberkurve und eindeutig entzündete Zellen im Darm. Er versicherte mir, dass kein Grund zur Sorge bestünde. Ich könne mit der Krankheit sehr alt werden und sogar noch Kinder bekommen.

Sein Befund war falsch. Widerlegen konnte ich ihn nicht und doch wusste ich mit Bestimmtheit, dass ich nicht an dieser Erkrankung litt. Von nun an sollte ich immer eine innere Wahrheit in mir spüren, ob eine Diagnose auf mich zutraf oder eben nicht. Mit den Ärzt:innen sprach ich nicht darüber. Sie hätten mich für verrückt erklärt, glaubten ausschließlich an Laborwerte und Bilder von Organen, die von Maschinen aufgenommen und ausgewertet wurden.

Natürlich brach kein Morbus Crohn bei mir aus, auch wenn ich seit der Diagnose ständig Angst vor Durchfall hatte. Mein Magen und mein Darm blieben unauffällig, die zahllosen Stuhluntersuchungen brachten kein neues Ergebnis zutage. Nach einem weiteren Jahr suchte ich denselben Klinikarzt erneut auf. Die prognostizierten zwei Jahre bis zum endgültigen Ausbruch der Krankheit waren um und ich konfrontierte ihn damit. Einigermaßen ungeniert verwandelte der Arzt meine ursprüngliche Diagnose kurzerhand in eine neue: das postvirale Erschöpfungssyndrom, ein Krankheitsbild, das damals in aller Munde war. Die Ursachen waren unbekannt und besonders junge und berufstätige Menschen erkrankten daran. Leitsymptom war eine starke Müdigkeit, die mit immunologischen Einbrüchen einherging.

Und wieder passten die Symptome nicht: Meine Krankheit kostete mich Schlaf, von Müdigkeit war keine Rede. Im Gegenteil: Das Fiebern und die Darmschmerzen hielten mich abends und manchmal nachts wach. Diesmal sprach ich aus, was ich dachte, doch die neue Diagnose stand weiterhin im Raum.

Damals lernte ich zwei wichtige Dinge für meine Suche: Manche Erkrankungen sind Trenderscheinungen. Ihre Diagnose ist in Ermangelung von Alternativen immer rasch zur Hand, auch wenn die Symptome lediglich in Ansätzen vorhanden sind. Auch darf es in der Medizin nichts geben, was noch nicht in Lehrbüchern oder Studien beschrieben wurde. Ein bislang unbekanntes Beschwerdebild bei einem Menschen zur Kenntnis zu nehmen, zu beschreiben und in der Praxis zu erforschen, ist nicht vorgesehen. Lieber werden die vom betroffenen Menschen beschriebenen Symptome bagatellisiert oder für nicht vorhanden erklärt.

Während meiner inzwischen zweieinhalb Jahre andauernden Suche lernte ich viele Therapeut:innen, Diagnostiker:innen und verschiedenste Verfahren der medizinischen Untersuchung kennen. Meine Intuition wuchs mit. Welchen Befund ich auch erhielt, inzwischen wusste ich, ob die Diagnose zutraf oder eben nicht. Viele chronisch kranke Menschen haben mir berichtet, dass sie an sich selbst genau dieses Phänomen beobachteten. Wie ich entwickeln sie ihre eigene gesunde Intuition im Kranksein, doch diese vor Mediziner:innen und Therapeut:innen zu vertreten ist schwer, denn sie ist medizinisch nicht zu belegen.

Ich glaube, ich galt damals als Hypochonder. Eine vital aussehende junge Frau mit Blähungen, weiß belegter Zunge und Fieber. Man nannte meine Symptome inzwischen psychosomatisch, weil keine anderen Herleitungen zur Hand waren.

Die Fieberschübe schwächten mich zusehends, ich war körperlich nicht mehr belastbar und meine Suche kostete mich sehr viel Zeit und Kraft. Meine Arbeit neben dem Studium gab ich auf, um mich schließlich auf meine

Diplomprüfungen vorbereiten zu können. Das Fahrrad ließ ich lieber stehen, nahm bei jeder Gelegenheit die Berliner U-Bahn.

Mit meiner entzündlich-trockenen Haut war ich inzwischen bei einem aufgeschlossenen Hautarzt in Behandlung, der sich mit der Diagnose angeborene Neurodermitis und dem Verschreiben von hoch dosierter Cortisoncreme genauso wenig zufriedengeben wollte wie ich.

Warum war meine Haut gut zwei Jahre lang vollkommen symptomfrei gewesen? Warum hatte ich nachweislich keine der mit Neurodermitis einhergehenden Lebensmittelunverträglichkeiten und -allergien? Es erschien mir einfach wenig glaubhaft, dass ich diese Hauterkrankung wie einen Gendefekt in mir tragen sollte. Ich aß gerne scharf, trank Rotwein und vertrug beides. Der Dermatologe hörte sich meine Argumente aufmerksam an, ohne meiner Argumentation zu widersprechen. Schon deshalb ging ich immer wieder zu ihm, denn mit ihm war ein Dialog möglich.

Eine Frage von ihm ist mir besonders deutlich in Erinnerung geblieben: „Wissen Sie eigentlich, welche Einzigartigkeit Ihre kranke Haut für Sie birgt?“ Erstaunt schüttelte ich damals den Kopf. „Wenn sie es für angemessen hält, wird Ihre Haut sich immer entzünden und erzürnen. Doch das hat auch Vorteile. Ihre Haut ist merklich dünner als die anderer Menschen. Deshalb spüren Sie die Welt und ihre Reize viel deutlicher. Mit Ihrer Haut zu leben bedeutet weniger, keine schützende Hülle zu haben, sondern sehr viel mehr wahrzunehmen. Freuen Sie sich darüber! Ihre Wahrnehmung ist sensibler und feiner und die Welt ist für Sie deutlich bunter als für andere Menschen!“

Noch heute denke ich oft über diese Worte nach. So hatte noch kein Arzt mit mir gesprochen. Er sollte recht behalten. Er erläuterte mir auch, dass die größte Hautfläche im Körper der Darm sei und dass das, was sich an der Oberfläche der Haut abspiele, ein Spiegel der Schleim- und Darmhaut im Inneren des Körpers sei. Deshalb interessierte er sich ebenso für die Schilderungen meiner Darmbeschwerden und die Fieberschübe wie für meine Haut.

Monatelang hielt er Rücksprache mit Kolleg:innen, die meine Darm- und Fiebersymptomatik zu ergründen und zu behandeln versuchten. Für meine Haut verschrieb er eine angerührte Creme, die einen so geringen Anteil an Cortison enthielt, dass seine Hautarztkolleg:innen sie für wirkungslos hielten. Doch sie wirkte und verschaffte mir Linderung. Die Ekzeme in den Armbeugen und Achselhöhlen gingen zurück – ich konnte wieder T-Shirts tragen, ohne hässliche entzündliche Hautflächen zu zeigen. Und ich kratzte mich nachts im Schlaf nicht mehr wach.

Eines Tages schlug mir er vor, einen Therapieversuch mit Enzymen gegen die Fieberschübe zu unternehmen. Einige Patienten mit vorangegangener ausgeheilter Infektion, die dennoch weiterhin Fieberschübe hatten, hatte er damit erfolgreich behandelt. Das Enzym der Wahl war Bromealin, das Ananasenzym. Ich hielt Rücksprache mit meiner Internistin, die über diese Idee lächelte.

Solche natürlichen Wirkstoffe waren nach ihrer Ansicht weder wirksam noch hinreichend erforscht. Inzwischen hatte ich jedoch begriffen, dass ich selbst zur weiteren Erforschung solcher Therapien beitragen konnte – losgelöst von wissenschaftlichen Studien. Die Anfälligkeit meiner Blase und Nieren war nach meinem USA-Aufenthalt geblieben. Das Fieber beeinträchtigte meine Abwehr, so viel hatte ich inzwischen verstanden. Eine Enzymtherapie hatte keine Nebenwirkungen und so ließ ich mich darauf ein. In den ersten zwei Wochen der Therapie geschah gar nichts. Doch in der dritten Woche spürte ich, wie die Schweißausbrüche, die ja Fieberschübe waren, zurückgingen.

Nach einer Einnahmezeit von nur vier Wochen war ich fieberfrei. Die Blutkulturen zeigten Normaltemperatur und nach den vorgesehenen sechs Wochen setzte ich das Enzym ab. Meine Körpertemperatur hatte sich nach mehr als drei Jahren mit täglichen Fieberschüben dauerhaft normalisiert. Sofort ging auch meine Infektanfälligkeit zurück, Blase und Nieren erholten sich und auch meine Haut war toleranter und weniger reizbar.

Wenn auch meine Bauchbeschwerden beharrlich erhalten blieben, spürte ich, wie allmählich meine Kräfte zurückkehrten und ich endlich wieder vital wurde. Ich begann wieder Sport zu treiben und machte alle Wege in der Stadt wieder mit dem Fahrrad. An meiner wiedergewonnenen Energie freute ich mich sehr und ich hoffte, dass ich lernen könnte, mit den Darmsymptomen zu leben.

Tatsächlich sollte ich meine Kräfte brauchen, denn meine Arbeit als Sozialpädagogin war extrem schlecht bezahlt und ich musste zwei Teilzeitbeschäftigungen annehmen, um meinen Lebensunterhalt zu verdienen. Ich war gleichzeitig in zwei verschiedenen Bezirken Berlins tätig, was mich sehr forderte.

Nach zwei Jahren entschloss ich mich, ein weiteres Mal zu studieren, und gab eine Halbtagsstelle auf. Das Studium der Gesundheitswissenschaften war anspruchsvoll und meine Arbeit – mittlerweile in Leitungsfunktion – war es auch. Viel Freizeit blieb mir nicht und auch meine persönliche Passion, das keramische Arbeiten mit dem Material Ton, litt darunter. Ich reduzierte meine Freizeitaktivitäten drastisch, um mein Pensum zu schaffen.

In meiner Umgebung beobachtete ich, wie Freunde und Bekannte voller Elan nach dem Studium in ihre Berufe eintauchten. Sie arbeiteten viel und blieben gesund. Ich wurde noch kranker und registrierte neue Empfindlichkeiten an mir. Die Allergieneigung meiner Haut wuchs und in meinem Kiefer begannen sich rätselhafte entzündliche Herde zu entwickeln. Meine Infektanfälligkeit kehrte zurück und aus einem beharrlichen Schnupfen wurde eine chronische Sinusitis, eine schmerzhafte Nasennebenhöhlenentzündung.

Monatelang dokterte ich schuldmedizinisch und naturheilkundlich daran herum, doch sie schien unheilbar. Besonders in der rechten Gesichtshälfte hatte ich zunehmend Schmerzen. Schließlich wurde in der Kieferhöhle eine große Zyste diagnostiziert. Laut Zahn- und HNO-Ärzt:innen gab es nur eine Möglichkeit der Therapie: einen operativen Eingriff unter Vollnarkose, bei dem die Zyste mittels Durchbruchs des Kieferhöhlenknochens entfernt würde.

Allein die Vorstellung von diesem Eingriff versetzte mich in Panik. Noch dazu stand ich kurz vor dem Abschluss meines zweiten Studiums und schrieb gerade an meiner Magisterarbeit. Ich konnte mir keine Ausfälle leisten. Die Ärzt:innen versuchten mir Mut zu machen und prognostizierten zwei bis maximal vier Wochen Rekonvaleszenz – dann sollte ich wieder voll einsatzfähig sein.

Wieder war bei mir alles anders. Nach dem Eingriff spürte ich eine große Schwäche, die anhielt, und meine Nebenhöhle heilte nicht aus. Sie blieb chronisch entzündet. Mein Körper brauchte mehr als zwei Monate, um die Narkosemittel auszuscheiden. Allnächtlich schwitzte ich mehrere Bettbezüge durch.

Wieder waren da Symptome, die in ihrem Ausmaß dem Chirurgen und den HNO-Ärzt:innen Rätsel aufgaben. Schon standen die ersten psychosomatischen Mutmaßungen im Raum: Der Kieferchirurg fragte mich, ob ich vielleicht die Nase voll hätte, neben einer anspruchsvollen Arbeit auch noch zu studieren. Er mutmaßte, dass sich mein Körper entzünde, weil mein leistungsorientiertes Leben zu viel für mich sei. Doch waren zwei arbeitsreiche Jahre eine ausreichende Zeit, um als junge Frau solche Symptome zu entwickeln? Freunde von mir arbeiteten achtzig Stunden und mehr – und blieben gesund. Ich hatte eher den Eindruck, dass der operative Eingriff mein mühevoll aufrechterhaltenes Gleichgewicht durcheinandergebracht hatte.

Es brauchte etliche Monate, bis ich wieder etwas vitaler wurde und mein Studium erfolgreich abschließen konnte. Ich war voller Vorfreude auf mein neues Wirkungsfeld, in dem ich die Sozialpädagogik mit dem neu hinzugewonnenen Wissen der Gesundheitswissenschaften verbinden wollte. Leider beschnitt eine Gesundheitsreform die meisten Berufsfelder der Gesundheitswissenschaften und ich fand keine neue Arbeit in diesem Bereich. Als dann auch noch der gemeinnützige Verein, für den ich viele Jahre tätig gewesen war, seine Arbeit einstellte, wurde ich arbeitslos.

Einige Wochen brauchte ich, um zu erkennen, dass in meiner Beschäftigungslosigkeit auch eine Chance lag. Ich war erschöpft und weiterhin kränklich. Meine sozialen Kontakte und Freizeitaktivitäten waren lange Zeit zu kurz gekommen. Nun hatte ich die Zeit, das zu ändern. Früher war die Keramik mein Ausgleich zur Arbeit gewesen. Das Modellieren feuchter Erde entspannte und erdete mich und so knüpfte ich dort an, wo ich vor einigen Jahren aufgehört hatte.

Ich jobbte in Jugendfreizeitzentren, unterrichtete dort Keramikgruppen für Kinder und modellierte zu Hause Plastiken. Im kreativen Umgang mit dem Material Ton fand ich einen neuen Zugang zu mir selbst. Auf wundersame Weise waren kein Schmerz oder andere Beschwerden spürbar, wenn ich zum Ton griff und konzentriert damit arbeitete. Kein aufgetriebener Bauch drückte bis unter mein Herz.

Insbesondere die Tierplastik und der menschliche Körper hatten es mir angetan. Viele große Figuren entstanden mit unterschiedlichsten Techniken und Brennverfahren. Fortan blieb die Keramik auch neben der Arbeit ein wunderbares Mittel, um mich zu entspannen.

Als ich das dreißigste Lebensjahr vollendet hatte, bekamen meine Darmbeschwerden und Kiefer- und Zahnentzündungen Zuwachs. Unerklärliche Gelenk- und Muskulaturprobleme, für die ich eigentlich viel zu jung war, gesellten sich dazu. Mein Rücken, der sich während des zweiten Studiums stark verspannt hatte, verhärtete sich immer mehr.

Nach kläglichen und freudlosen Stunden mit Krankengymnastik begann ich orientalischen Tanz zu erlernen. Die gezielte Kontraktion verschiedener Muskelpartien und ihr gezieltes Loslassen halfen mir, die Gelenke und Muskeln beweglich zu halten. Orthopäden wie Krankengymnast:innen hatten keine Erklärung dafür, weshalb diese Symptome trotzdem weiter zunahmen.

Ich saß nicht am Schreibtisch vor einem Computer, wie die meisten Menschen mit Verspannungen und Gelenkproblemen, die keinen Sport trieben. Ich war während des Töpferns körperlich ständig in Bewegung und achtete sehr aufmerksam auf meine Haltung dabei. Daneben trainierte ich das Tanzen inzwischen mehrmals wöchentlich. Leider bekam ich meine Schmerzsymptome nicht in den Griff, doch meine Haltung und auch mein Koordinationsvermögen profitierten sehr vom Tanz.

Im darauffolgenden Sommer entzündete sich die Sehne meines rechten Ellenbogens und setzte meine keramische Arbeit und das Tanzen plötzlich matt. Trotz diverser naturheilkundlicher und schulmedizinischer Behandlungen blieb die Entzündung beharrlich eineinhalb Jahre lang. In dieser Zeit erkrankte mein Lebensgefährte an Krebs. Schwere Monate folgten, die einzig von der Angst um sein Leben bestimmt waren. Ich schob meine eigene Zahnoperation – eine Wurzelspitzenresektion – auf, denn was waren meine eigenen Entzündlichkeiten neben seiner Tumorerkrankung?

Als er eine schwere Operation überstanden hatte, ließ ich mich schließlich kieferchirurgisch behandeln. Um eine Wundinfektion zu vermeiden, nahm ich ein Antibiotikum ein. Noch in der Nacht nach dem Eingriff eskalierten meine Darmbeschwerden nach der ersten Antibiotikaeinnahme. Schwere Darmkoliken folgten und meine Beine kribbelten so stark, dass ich nicht mehr schlafen konnte. Daneben hatte ich starke Schwächeanfälle. Der Kieferchirurg war ratlos, denn solche Beschwerden konnten wohl nicht auf eine ambulante Zahnoperation zurückgeführt werden. Während die Kieferwunde abheilte, blieben alle neuen Symptome bestehen.

Eine naturheilkundliche Ärztin, die ich wenig später aufsuchte, griff das Thema Infektion wieder auf. Und tatsächlich stellte sie einen schweren Hefepilzbefall durch Candida albicans in meinem Darm fest. Nach ihrer Auffassung waren meine jahrelangen Darmbeschwerden, meine Neigung zu Entzündungen und auch die Schwäche auf den Pilz zurückzuführen. So habe sich der Pilzbefall im Laufe der Jahre immer mehr in meinem Körper ausgebreitet. Als ich das Antibiotikum nach der Zahn-OP eingenommen hatte, seien die letzten gesunden Bakterien im Darm abgetötet worden und ihren Platz hätte der Candida eingenommen.

Anfangs war ich fassungslos. Dieser Befund war die erste eindeutige Diagnose nach vielen Jahren Darmdiagnostik. Meine Intuition stimmte zu. Doch konnte es so einfach sein? Auf Empfehlung der Ärztin nahm ich ein Medikament ein, das alle Pilze abtötet – das Äquivalent eines Antibiotikums: ein Antimykotikum. Daneben hatte ich Kohlenhydrate und Zucker drastisch zu reduzieren und aß viel Rohkost – pilzwidrige Nahrung. Obwohl ich mich körperlich lausig fühlte, war ich sehr optimistisch und deckte mich mit allen nötigen Lebensmitteln für meine neue Diät ein.

Wenige Tage nach Therapiebeginn befiel mich eine noch bleiernere Schwäche und schwerer Durchfall setzte ein. Ich brach zusammen und verlor binnen drei Wochen über zehn Kilogramm Körpergewicht. Starke Magenschmerzen stellten sich ein – ich konnte nichts mehr verdauen. Die Hautfalten hingen an meinem Körper herab, als wäre ich um Jahrzehnte gealtert.

Dennoch erklärte mich die naturheilkundliche Ärztin nach einer weiteren Stuhlprobe ohne Umschweife für vom Candida geheilt. Mit dem Gedanken, ihre Therapie hätte mit meinem Zusammenbruch zu tun, wollte sie sich nicht anfreunden und zauberte eine neue Diagnose aus dem Hut: Reizdarmsyndrom, der jüngste Trend in der Medizinmodenschau. Was nützte mir diese windige Vermutung? Meine Schwäche war allumfassend. Ich konnte keinem Gespräch länger als zehn Minuten folgen und vergaß im Anschluss das meiste. Durch den Gewichtsverlust fror ich am ganzen Körper und ich war komplett arbeitsunfähig geworden. Mein Durchfall hielt an wie alles andere. Die Ärztin sagte mir, sie könne nichts mehr für mich tun. Wenige Tage später folgte ich dem Rat einer Freundin und suchte eine auf Darmerkrankungen spezialisierte Heilpraktikerin auf.

Ich sehe mich noch die vielen Stockwerke des Berliner Altbaus nach oben schleichen, mehrmals Pausen machend, die ich sitzend auf Treppenabsätzen verbrachte, um zu verschnaufen. Schwer atmend oben angelangt, empfing mich eine zuversichtlich lächelnde ältere Frau. In ihrem Sprechzimmer musste ich mich erst einmal hinlegen, selbst sitzen war zu anstrengend.

Die Heilpraktikerin untersuchte mich eingehend. Sie hatte gute und schlechte Nachrichten: Der Candida albicans war keineswegs geheilt. Im Gegenteil: Offenbar waren die Hefepilze in meinem Körper resistent gegen das Antimykotikum, während alle körpereigenen Pilze abgetötet worden waren. Laut Befund besiedelte der resistente Candida inzwischen von der Mundhöhle bis zum After den gesamten Verdauungsapparat – eine unappetitliche Vorstellung! Daneben stellte die Heilpraktikerin Lebensmittelallergien fest und sagte, die Neurodermitis sei die lebenslange Grundlage für Irritationen meines Immunsystems. Die gute Nachricht war, dass mein Organismus zwar erheblich beeinträchtigt war, aber dennoch über große Selbstheilungsreserven verfüge.

Das mochte ich, die Geschwächte, kaum glauben. Ich war im Gegenteil in großer Sorge, denn ich hatte in so kurzer Zeit erschreckend an Substanz verloren. Die Heilpraktikerin wurde deutlicher: „Frau Müller, andere Menschen sind mit solch starkem Durchfall und rapidem Gewichtsverlust längst am Tropf im Krankenhaus. Sie versorgen sich noch immer selbst und sind zu Hause. Sie haben sehr viel Vitalität in sich!" Die Zuversicht in ihrer Stimme ging auf mich über. Ich glaubte ihr. Es war schön, endlich einmal im positiven Sinne ungewöhnlich zu sein.

Die Kieferentzündungen waren nicht das Problem, vernahm ich. Auch nicht die Neurodermitis. Nein, der Darm, fehlbesiedelt mit negativen Keimen infolge lebenslang wiederkehrender Antibiotikagabe und zu wenig stoffwechselfördernder Nahrung, war das Problem. Der Darm stelle etwa 80 % des Immunsystems dar und könne schwere Erkrankungen verursachen, so auch Zahnentzündungen.

Es gab also Verknüpfungen, das klang für mich plausibel. Wenn der Darm von alten Schlacken und der Fehlbesiedelung durch ungünstige Keime gereinigt sei, könne sich eine gesunde Darmflora aufbauen. Mehr hörte ich an diesem ersten Tag nicht mehr und döste erschöpft auf der Liege ein.

Eine mühsame Zeit der Darmreinigung und des langsamen Aufbaus mit kleinsten Nahrungseinheiten begann. Fünf bis sechs warme gekochte Mahlzeiten aß ich täglich. Viele Lebensmittel waren tabu, weil allergen, es war zum Verzweifeln. Anfangs drückte ich mich noch, doch schließlich machte ich mir ernsthafte Überlegungen zu Rezepten und Variationen und lernte schließlich das kreative Kochen. Das komplette Versagen meines Körpers motivierte mich, mich ernsthaft mit stoffwechselfördernder und gesunder Ernährung zu beschäftigen. Ich lernte, welche Lebensmittel auf bestimmte Mangelerscheinungen und Beschwerdebilder wirken.

Neben der strikten Diät bekam ich Medikamente in einer großen braunen Flasche. Sie enthielt verschiedene Heilmittel, die dabei halfen, meine Därme zu beruhigen und zu reinigen, die Zahnentzündungen zu kurieren, mich zu kräftigen und die Ausleitungsorgane, also Leber und Nieren, anzuregen. Dreimal täglich nahm ich einen Teelöffel davon ein. Es schmeckte sehr bitter und authentisch nach Medizin.

Freiwillig verzichtete ich auf Milchprodukte, Fleisch und unangemessenes Fett. Diese Lebensmittel lagen ohnehin so schwer in meinem Bauch, dass die Freude daran von kurzer Dauer war, nämlich so lange, bis ich eilend den Weg zur Toilette einschlug. Mein Ernährungsplan forderte erhebliche Disziplin, doch ich konnte sie auf wundersame Weise aufbringen.

Was mir wirklich zusetzte, waren Kleinigkeiten wie etwa der Espressoverzicht. Ich suchte sehr lange nach einer Alternative, bis ich geröstete Lupinen entdeckte. Ließ ich den Lupinenkaffee in meinem Espressokännchen aufkochen, kam das einem italienischen Kaffeeerlebnis sehr nahe. Mein strikter Ernährungsplan machte mich jedoch nicht nur erfinderisch, sondern auch einsam. Ich konnte nirgends zu Gast sein und in keinem Restaurant essen, denn die tabuträchtigen Lebensmittel und der versteckte Zucker lauerten überall. Auch in Getränken. Sogar Besuche bei meiner Familie reduzierten sich, denn es war unwahrscheinlich schwierig, meine Diät aufrechtzuhalten, ohne jemanden vor den Kopf zu stoßen.

Die Behandlung verursachte starke Neurodermitisschübe und schwer auszuhaltenden Juckreiz. Es war eine der sogenannten Erstverschlimmerungen, jener Symptomverstärkungen, die naturheilkundliche Anwendungen nach sich ziehen können. Auch registrierte ich, dass meine Haut sich nicht mehr bräunte, sondern rosa-weiße Pigmentflecken an den Händen und auf der Stirn entwickelte, wenn ich mich der Sonne aussetzte. Ich hoffte, die Flecken würden wieder verschwinden, was sie im Winter tatsächlich auch taten.

Aufgrund der starken Schwäche trieb ich keinen Sport mehr und hatte auch das Tanzen aufgegeben. So kehrten dann auch die Schmerzen in meinen Gelenken, meinem Rücken und dem Nacken zurück. Nach mehreren erfolglosen chiropraktischen Versuchen suchte ich eine Krankengymnastin auf, die mittels Osteopathie, einer sanften Massage, den Schädel, die Wirbelsäule und die inneren Organe behandelte. Sie entdeckte Blockaden im Rücken, die in direkter Verbindung zu kranken Organen standen, deren Muskeltonus dann gestört war.

Die Osteopathin stellte sofort einen Zusammenhang zwischen meinen Beschwerden im Skelett und den kranken Verdauungsorganen her. Indem sie zwei Finger auf meinen Bauch legte, erfühlte sie diese, ohne dass ich ihr meine aktuellen Bauchsymptome geschildert hatte. Ich war tief beeindruckt, stotterte Antworten auf ihre sehr gezielten Fragen.

Was in den vergangenen Jahren keine einzige der konsultierten Ärzt:innen durch Tasten hatte erspüren können, vermochte diese Therapeutin augenblicklich zu fühlen – mit treffenden Befunden! So wurden mithilfe der Osteopathie mein Nacken und mein oberer Rücken wieder frei.

Die lange Zeit meiner Schwäche war eine Zeit des Rückzugs und ein Aufbruch zugleich. Ich musste mit meinen eingeschränkten Kräften haushalten und besann mich auf Menschen, deren Kontakt mir guttat, von anderen zog ich mich zurück. Ich trennte mich von meinem Fernseher und auch von meinem Freund. Nun, da mein Kranksein wegen des Gewichtsverlusts nicht mehr zu übersehen war und mein Leben vollends bestimmte, sprach ich offen darüber. Zu meinem großen Erstaunen waren viele Menschen in meinem Umfeld auch krank. Ich lernte sie kennen und ließ mich von ihren Erfahrungen mit der Naturheilkunde und der Medizin inspirieren.

Nach mehr als einem Dreivierteljahr war mein Körper dann endlich frei von Hefepilzen. Nun folgte im Therapieplan der schrittweise Aufbau einer neuen Darmflora über mehrere Monate, in denen meine Kräfte langsam begannen zurückzukehren. Die Diät behielt ich bei und nahm Darmbakterien ein. Meine Haut beruhigte sich und die Lebensmittelallergien verschwanden. Wenn mich der Durchfall auch nicht mehr mehrmals täglich heimsuchte, blieb er doch allmorgendlich bestehen. Auch meine Blähbauchbeschwerden und die zahlreichen Zahn- und Kieferentzündungen hielten sich nach der langwierigen Darmsanierung hartnäckig.

Ich wurde ungeduldig. Mittlerweile war ich länger als ein Jahr bei der Heilpraktikerin in Behandlung und hatte sehr viel Geduld und Hoffnung in meine Therapie investiert. Auch trug ich die erheblichen Kosten als Versicherte der gesetzlichen Krankenversicherung in voller Höhe selbst. Doch jedes Mal, wenn eine weitere Darmanwendung abgeschlossen war, kehrte die Schwäche vollends zurück und meine Beschwerden wurden wieder stärker.

Die Heilpraktikerin hatte keine wirkliche Erklärung dafür. Die Hefepilze waren verschwunden, meine Darmflora jungfräulich gesund. Ich hatte den Eindruck, sie suchte förmlich nach neuen Herleitungen. Aus früheren Stationen meiner Suche war mir das von niedergelassenen Ärzt:innen noch lebhaft in Erinnerung. Mir wäre es lieber gewesen, sie hätte sich dazu bekannt, mit ihrem Wissen am Ende zu sein. Schließlich verabschiedete ich mich von ihr. Ich hatte viel von ihr gelernt und suchte nun allein weiter. In der Zeitschrift „Natur und Heilen“ fand ich wertvolle Quellen und Informationen zu möglichen Therapien. Sie wurde innerhalb kurzer Zeit mein Ratgeber, und auf eigene Faust begann ich dort vorgestellte Heilverfahren auszuprobieren. Mit meinen bisherigen Erfahrungen und einer intensiven Lektüre zu den Themen Darm und Haut traute ich mir die Selbstversuche zu.

Oft waren sie beschwerlich, wenn sich Nebenwirkungen oder Erstverschlimmerungen einstellten, mit denen ich mich gerne einer Therapeutin anvertraut hätte. Doch mir fehlte mittlerweile schlichtweg das Geld dazu. Doch auch bei meinen eigenen Anwendungen hielt die anfängliche Linderung der Beschwerden nicht an. Nach einigen Wochen kehrten die Beschwerden zurück und ich blieb weiter auf ihnen sitzen.

In diesem Buch fehlt der Platz, um alle Therapien im Einzelnen auszuführen. Es waren sehr viele, unter anderem die allseits bekannte Akupunktur und die Neuraltherapie, bei der an Nervenenden ein leichtes Narkotikum gespritzt wird, um den Nerv dahingehend zu reizen, Blockaden aufzulösen und Entzündungsherde oder auch alte Narben ausheilen zu lassen. Eine meiner Darmanwendungen, die auf ozoniertem Sauerstoff, Rizinus- und Olivenöl basierte, hat ein Lebensmittelchemiker entwickelt. Alle Therapien hatten eines gemeinsam: Sie wirkten stoffwechselfördernd, was bedeutet, sie entlasten Leber und Nieren und helfen Nährstoffe aus der Nahrung aufzunehmen. Da bei chronischen Entzündungen die Entgiftungsorgane besonders belastet sind, wirkten die Anwendungen indirekt heilend auf alle von Störungen betroffenen Vorgänge und Systeme, die den Körper belasten.

Für die Zahnherde, jene hartnäckigen Entzündungen im Kiefer, fand ich jedoch keine geeignete Therapie. Die einzige Antwort der schulmedizinisch behandelnden Zahnärzte auf Kieferentzündungen sind wiederholte Antibiotikatherapien. Über das Blut transportierte Antibiotika können dort, wo wenig Durchblutung vorherrscht, nur wenig ausrichten, töten aber die gesunde Flora im Körper. Meine Entzündungen im Kiefer begannen sich wieder zu verstärken und so entschloss ich mich schweren Herzens neuerlich auf kostspielige alternative Zahnarztsuche zu gehen. Auf Empfehlung einer Nachbarin machte ich schließlich einen Termin für einen sehr kostenintensiven Bioresonanz-Test bei einem renommierten naturheilkundlichen Zahnarzt.

Mehrere Monate musste ich auf den Termin warten und war enttäuscht, als ein unübersehbar in sich selbst verliebter Mediziner meine Hand schüttelte.

„Sie sind sehrrr krank, das sehe ich an ihrerrr Haut!“, schnarrte der vermutlich aus Osteuropa stammende Mann, noch bevor ich mich gesetzt hatte. Mein Bauch signalisierte mir sofort wieder zu gehen, doch ich hatte inzwischen gelernt, auch unsympathische Persönlichkeiten für meine Suche zu konsultieren, wenn diese mir helfen konnten.

Auf einem erhöhten Podest, ähnlich einem Thron, nahm ich Platz und fand mich unversehens in einem verhörartigen Frage-Antwort-Spiel wieder, während der Arzt mir zu Füßen an seinem Gerät herumnestelte. Einsilbig und mechanisch antwortete ich auf seine Fragen, die Elektroden des Gerätes in den Händen haltend, während er verschiedene Ampullen testete, auf die mein Körper mit Resonanz reagierte oder auch nicht. Auf meine Frage, was er teste, antwortete er nicht.

Plötzlich rief er: „Setzen Sie die Antibabypille ab – soforrrt! Werrrden Sie lieberrr schwangerrr!“ Ich traute meinen Ohren nicht und wurde augenblicklich starr. Solch übergriffige Worte hatte ich mir zuletzt vor vielen Jahren von einer Gynäkologin sagen lassen. Meine Aussage, dass ich die Antibabypille gut fünfzehn Jahre zuvor nur ein einziges Mal eingenommen hatte, ließ der Arzt nicht gelten. Er war auf Sendung, nicht auf Empfang.

Heute ist mir klar, dass er während des Tests ein beträchtliches hormonelles Ungleichgewicht entdeckt haben musste. Deshalb seine aufgeregte wie obskure Forderung. Als einzige Diagnose ergab der Test, dass ich an der Kinderkrankheit Mumps erkrankt war. Doch ich wusste, dass ich sie bereits als Kind durchgemacht hatte. Der Arzt verabschiedete mich mit homöopathischen Tropfen gegen die Kinderkrankheit und wiederholte seine Forderung nach einer Schwangerschaft. Das Medikament nahm ich schweigend entgegen, ignorierte jedoch seine ausgestreckte Hand und verließ die Praxis. Ich verbuchte den Mann als einen der zahlreichen Irrtümer auf meiner Suche.

Inzwischen kann ich über diesen skurrilen Arzttermin lächeln, aber an jenem Abend brach ich in Tränen aus. Wieder hatte ich viel Geld in den Sand gesetzt und keine Erklärung für meine Beschwerden erhalten. Trotzdem nahm ich seine Tropfen ein. Noch in der Nacht entzündeten sich meine Mundschleimhäute und meine Zunge schwoll an. Offenbar bekam ich nun Mumps! Wenige Stunden später folgte schwerer Durchfall. Obwohl ich das Mittel kein weiteres Mal einnahm, hielten sich die Symptome über drei Wochen. Ich verfluchte den Zahnarzt.

Es kostete mich große Überwindung, einen weiteren naturheilkundlichen Zahnarzt aufzusuchen. Eine Freundin hatte so positiv über ihren gesprochen, dass ich mir einen Ruck gab. Und tatsächlich lernte ich einen unprätentiösen und empathischen Menschen mit Forschergeist kennen, der um des Helfens willen helfen wollte.

Sicher hat seine eigene chronische Erkrankung dazu beigetragen – er litt unter anderem an Morbus Crohn und sprach offen darüber. Es imponierte mir, dass er auch in der Zahnmedizin bei Kassenpatient:innen seine Behandlungen im Kontext des ganzen Körpers sah und Naturheilverfahren praktizierte. Mittlerweile war ich eine im Dialog unbequem gewordene Patientin und stellte sehr direkte Fragen.

Der Arzt ließ sich davon nicht irritieren, im Gegenteil, er zeigte sich sehr interessiert an den Therapien, die ich in den letzten Jahren ausprobiert hatte. Er stellte mir viele Fragen dazu, die von ehrlichem Interesse zeugten, und beglückwünschte mich schließlich zu meiner Beharrlichkeit bei der Suche nach Heilung. Und er erzählte mir offen von den zahlreichen Therapien und Diäten, die er selbst getestet hatte, um auf seine eigenen chronischen Erkrankungen Einfluss zu nehmen.

Was mich endgültig überzeugte, war sein Verzicht auf die Herleitung meiner Beschwerden. Zu oft hatte ich mir anhören müssen, die entzündeten Zähne wären das Huhn und der Darm das Ei – oder umgekehrt. Er war zuversichtlich, dass ich mit meiner Eigeninitiative und Geduld meine Beschwerden lindern oder sogar heilen könnte. Ich war beeindruckt. Bislang waren es immer die vielbeschworenen Therapieverfahren gewesen, auf die meine Therapeut:innen alle Hoffnung setzen – nicht meine Person.

Vielleicht brauchte es genau das. Ich war fortgeschrittene Patientin, hatte mir viel Wissen angeeignet und war bereits in etlichen Anwendungen erfahren. Das erschwerte so manchen Dialog mit Ärzt:innen und Heilpraktiker:innen, die ihr Wissen als Monopol betrachteten. Ich brauchte ein Gegenüber, das mir meine Kenntnisse zugestand und dennoch einen Wissensvorsprung hatte.

Der Zahnarzt testete mit einem Resonanzgerät, das das osteuropäische Äquivalent zum Bioresonanzgerät darstellte. Der sogenannte Prognos-Test stammt ursprünglich aus der Weltraumforschung. Das Ergebnis des ersten Tests zeigte bei mir wie bereits einige Jahre zuvor der Bioresonanztest der Heilpraktikerin ein hohes Energieniveau und ausreichende Selbstheilungskräfte. Wieder nahm ich dieses Ergebnis dankbar zur Kenntnis.

Meine Suche war mühsam und frustrierend zugleich. Immer wieder befielen mich Zweifel, ob ich das Richtige tat oder ich mich einfach damit abfinden sollte, zu leiden. Doch jetzt hatte ich einen Therapeuten an meiner Seite, mit dem ich diese Zweifel und alle Therapievorhaben diskutieren konnte. Er bestärkte mich in meiner Vermutung, immer kränker zu werden, wenn ich aufhörte zu suchen. Er motivierte mich, weiter zu forschen.

Nun besuchte ich ihn regelmäßig und erörterte mit ihm meine Therapievorhaben. Er testete die Verläufe mit Prognos. Neben den mir bereits bekannten Störungen an Organen und Zähnen gab es bei den Tests ein Ergebnis, von dem ich bislang noch nichts gehört hatte. Auf dem Display des Gerätes leuchtete rot eine Organstörung auf: die Hirnanhangdrüse. Das weise auf eine Fehlfunktion und damit verbunden auf mögliche Hormonstörungen hin, so der Arzt.

Ich horchte damals lediglich auf. Nach langer Zeit belegte endlich ein naturheilkundlicher Test mein extremes prämenstruelles Syndrom und meine starke Menstruation. Doch darüber war ich längst hinaus. Meine anderen Symptome wogen inzwischen schwerer. Ich bagatellisierte die Beschwerden und teilte dem Zahnarzt mit, dass ich an PMS & Co litt und schon immer damit lebte.

Keiner von uns ahnte, dass in ebendiesen Hormonstörungen meine chronischen Krankheiten begründet waren. Auch bezogen wir damals die hormonproduzierende Schilddrüse nicht in unsere Betrachtungen mit ein. Vielmehr konzentrierten wir uns auf die Verdauungsorgane und deren Wechselwirkung mit den Zähnen und dem Skelett.

Bei jedem Arztbesuch lernte ich dazu, erweiterte mein Wissen und ließ mich zu neuen möglichen Wegen inspirieren. Dabei drängte der Arzt mich nie – er machte lediglich Vorschläge, berichtete von seinen persönlichen Erfahrungen oder erzählte von anderen Patient:innen, die eine Therapie ausprobiert hatten.

Bei einem Termin erfuhr ich von seinem jüngsten Experimentierfeld, den Effektiven Mikroorganismen (EM). Der japanische Biologe Higa hat eine spezielle Kombination von Kleinstlebewesen entwickelt, um in seiner dicht besiedelten und von Boden-Auslaugung und -Verschmutzung betroffenen Heimat Japan Erde zu rekultivieren. Der Boden sollte wieder fruchtbar und resistent gegen schädliche Keime und Fäulnis werden. Die EM-Grundsubstanz war auch in Deutschland zu bekommen und hatte einer Patentierung durch die Pharmaindustrie erfolgreich widerstanden. Diese flüssigen Mikroorganismen nahm mein Zahnarzt tropfenweise ein, um damit seine Darmflora zu sanieren. Doch damit nicht genug: Er reinigte auch im Haushalt alle möglichen von Pilz und Feuchtigkeit betroffenen Stellen damit. Sogar seine Küchenabfälle konnte er mit EM schnell kompostieren, ohne dass Geruch entstand.

In seinem Garten züchtete er sie nach und düngte seine Pflanzen, machte sie gegen Schädlinge resistent. Auch nahm er selbst Vollbäder darin. Die enthusiastischen Ausführungen klangen einigermaßen skurril, doch die lebendige Begeisterung, die von meinem Arzt ausging, war ansteckend. Ich konnte gar nicht anders, als ihm zu glauben, denn er wirkte vitaler und munterer denn je. So testete auch ich die EM-Grundsubstanz und nahm wenige Tropfen täglich ein. Nach anfänglichem leichtem Durchfall klangen meine Bauchbeschwerden etwas ab. Ich begann EM auch im Haushalt zu verwenden und düngte mein Blumenwasser damit. Leider war es wie immer: Nach einem anfänglichen Erfolg und einer deutlichen Verbesserung meiner Beschwerden kamen sie wieder. Meine Pflanzen allerdings gediehen prächtig. Gerüche in Bad und Küche waren Geschichte.

Jedem Therapievorschlag folgte ich nicht. Das schien dem Zahnarzt jedoch wenig auszumachen und es störte unser gewachsenes Patientin-Arzt-Verhältnis nicht im Geringsten. Die von ihm vorgetragene Idee der Blutgruppendiät oder das Heilfasten nach Grey verwarf ich beispielsweise, da ich intuitiv wusste, dass mir diese Therapien nicht helfen würden.

Während ich weiter neue Ernährungsweisen und Darmtherapien ausprobierte, behandelte er meinen bislang von jedem Zahnarzt übersehenen Kieferschiefstand und schliff an meinem letzten Milchzahn herum, der die Zahnreihe störte. Ich bekam auch osteopathische Kieferbehandlungen und eine Schlafschiene für die Zähne – mit der strikten Vorgabe, nicht mehr auf dem Bauch zu schlafen. Daneben entdeckte ich den Einlauf als wunderbares Heilmittel, um die Leber und den gesamten Organismus zu entlasten. Die Variationen waren vielfältig. Meine liebste Variante war der Knoblauch-Zitronensaft-Einlauf, der mich herrlich erfrischte.

Ganz langsam kehrten meine Kräfte zurück. Ich begann wieder stundenweise zu arbeiten und nahm auch das keramische Werken wieder auf. Es tat gut, wieder alltäglichen Dingen wie einer Arbeit oder meiner Keramikpassion nachgehen zu können. Wege, die ich für lange Zeit lediglich mit öffentlichen Verkehrsmitteln bewältigen konnte, legte ich endlich wieder mit dem Fahrrad zurück.

Mittlerweile war ich Mitte dreißig und ernährte mich weiterhin pilzwidrig und führte Darmanwendungen durch. So blieb ich einigermaßen stabil und konnte ohne Durchfall leben. Die alten Bauchbeschwerden blieben zwar erhalten, doch ich nahm langsam wieder an Gewicht zu. Die Kiefer- und Zahnentzündungen gingen zurück. Von sechs chronischen Entzündungsherden blieben nur drei zurück und wurden schwächer. Auf meinem langen Weg war das ein spektakulärer Erfolg.

Doch diese Entlastungen währten nicht lange. Meine Muskelschmerzen wurden stärker und ließen mich immer mehr versteifen. Eine Freundin überredete mich zu einer Yogastunde. Mit meinen wenig positiven Erinnerungen an das Bodenturnen in der Schule hatte ich kaum Erwartungen an Yoga. Und doch wurde die Stunde eine Art Offenbarung: Wider Erwarten konnte ich bei tiefem Atmen und durchgewärmten Gliedern Dehnübungen vollziehen, für die ich mich ein Leben lang ungeeignet gehalten hatte.

Ich war mit Kopf- und Rückenschmerzen gekommen und ging davon befreit nach Hause. Dazu gesellten sich auch noch eine wundersame Leichtigkeit im Herzen und ein tiefes Glücksgefühl. Ich freute mich sehr an diesem Erlebnis und schlief schmerzfrei ein. Auch am nächsten Morgen hielt das Wohlgefühl an. Nun wollte ich mehr über Yoga wissen und es erlernen. Ich fand eine Gruppe und eine engagierte Lehrerin, die mich motivierte, auch zu Hause Yoga zu üben. Und es wirkte. Schon bald zeichnete sich ab, dass ein Tag mit Yoga am Morgen anders begann als ohne – auch mit nur fünfminütiger Praxis. Bald praktizierte ich jeden Morgen und manchmal sogar abends. Nach und nach kam die Botschaft des Yoga an: geistige und körperliche Balance als Lebensphilosophie. Mein spirituell wenig bewandertes Herz wurde davon inspiriert.

Als ich zum ersten Mal wieder eine Vollzeitstelle annahm, war ich achtunddreißig Jahre alt. Es war ein Wagnis, denn ich pendelte von der Berliner Innenstadt nach Brandenburg und benötigte dafür drei Stunden täglich. Für therapeutische Anwendungen, aufwendige Ernährungspraktiken und regelmäßige Arztbesuche blieb nun keine Zeit mehr. In den ersten Wochen ging es noch relativ gut. Doch die Arbeit erfüllte mich nicht und das Unternehmen war eine hochleistungsorientierte Maschine.

Die Wochenenden reichten nicht mehr aus, um mich zu erholen, und ich begann mich wieder in Berlin zu bewerben. Nach einigen Monaten stellten sich starke Menstruationsbeschwerden ein. Wie als Jugendliche musste ich mich während der Periode übergeben und war an den Tagen davor trotz Yoga so verspannt, dass ich Schmerztabletten einnehmen musste und nur schwer einschlafen konnte. Ich suchte meine Osteopathin und verschiedene Orthopäd:innen auf, ohne die Ursachen für meine Beschwerden herauszufinden. Irgendwann entzündete sich erst mein rechter und dann auch noch mein linker Ellenbogen. Auch meine Kniegelenke begannen schmerzhaft steif zu werden.

Um dennoch beweglich zu bleiben, begann ich im Frühling, den weiten Weg zur Arbeit mit dem Fahrrad zu fahren. Nach einem unbefriedigenden Arbeitstag tat mir die Bewegung gut, auch wenn der Weg mit zwanzig Kilometern pro Strecke sehr weit war. Diese täglichen Radtouren gaben mir auch ein Gefühl von Sicherheit und Kontrolle über meinen Körper, der an verschiedenen Stellen wieder zu schwächeln begonnen hatte.

Einige Wochen war ich bereits täglich die vierzig Kilometer geradelt, bis ich eines Morgens meine Periode bekam. Als ich versuchte aus dem Bett aufzustehen, plumpste ich rücklings zurück. Meine Beine trugen mich nicht mehr, waren plötzlich weich wie aus Pudding. Ich schleppte mich zu einer Gynäkologin um die Ecke, weil ich einen Zusammenhang mit meiner Periode vermutete. Die Untersuchung ergab eine schwere Schilddrüsenunterfunktion.

Dieses Organ hatte ich nie ernsthaft in meine Betrachtungen miteinbezogen. Meine Unterfunktion war enorm, denn der TSH-Wert, jener Wert, der die Eigenaktivität des Organs widerspiegelt, lag bei vierzehn. Der Normbereich liegt bei einem Wert von unter 2,5 – alles, was darüber liegt, gilt als Unterfunktion. Ich grübelte fieberhaft, wann ich diesen Wert das letzte Mal hatte bestimmen lassen, und konnte mich nicht erinnern. Meine Hausärztin suchte ich schon lange nicht mehr auf.

Beim Recherchieren zur Schilddrüsenunterfunktion erfuhr ich, wie vielfältig die Symptome waren, und erkannte mehrere meiner eigenen Symptome. Auch wusste ich, dass mein TSH-Wert nicht spontan aus einem gesunden Normbereich auf seine heutige Höhe angestiegen war. Vermutlich hatte ich mich bereits viele Jahre, wenn nicht Jahrzehnte, mit der Unterfunktion herumgeschleppt, ohne es zu wissen. Wie konnte das den vielen Diagnostiker:innen entgangen sein?

Eine mögliche Erklärung war die Neudefinition des Normbereichs für den TSH-Wert. Ich entdeckte im Internet, dass das internationale Komitee für Hormonerkrankungen im Jahr 2006 den Normbereich für Schilddrüsenfunktion neu definiert hatte. Bis dahin galten erst TSH-Werte ab fünf als klinisch therapierwürdige Unterfunktion. Doch weltweit zeigten wohl sehr viele Menschen, deren TSH-Wert zwar über 2,5, aber unter 5 lag, Symptome einer Unterfunktion. Deshalb wurde der Wert auf 2,5 reduziert. Augenblicklich war mir klar, dass diese Neudefinition keinesfalls Einzug in alle deutschen Arztpraxen gehalten haben konnte. Es war das Jahr 2009 und ich fragte mich, wie viele Ärzt:innen noch immer nichts davon wussten. Es mussten etliche sein.

Eine weitere Frage drängte sich mir auf: Warum hatten das all die Naturheilkundler:innen nicht kontrolliert bzw. registriert? Mein Zahnarzt hatte es, im Prognos-Test. Meine Hirnanhangdrüse wies eine deutliche Störung auf. Sie – so lernte ich nun – stand in direkter Wechselwirkung mit der Schilddrüse.

Die Gynäkologin war sehr besorgt, verordnete mir Schilddrüsenhormone und riet mir, noch am selben Tag mit der Einnahme zu beginnen, ohne die Hormone langsam einzuschleichen – mein Mangel sei zu groß und ausgesprochen gefährlich. Schnellstmöglich sollte der TSH-Wert auf ein normales Niveau kommen. Doch mein Bauch signalisierte mir Vorsicht!

Ich recherchierte in Foren für Schilddrüsenerkrankungen und las Erfahrungsberichte von Betroffenen mit Unterfunktion. Ich erfuhr, dass Schilddrüsenhormone grundsätzlich langsam über mehrere Wochen und Monate eingeschlichen werden, weil sie hoch reaktiv sind und ernsthafte Nebenwirkungen zur Folge haben können. Je länger ein unbehandelter Hormonmangel vorliege, desto heftiger zeigen sich beim Einschleichen die Nebenwirkungen. Wie würde mein Körper reagieren, wenn er plötzlich die von der Gynäkologin festgelegte Zieldosis bekam?

Ich nahm nur die Hälfte der verordneten Dosis, und auch das mit einem mulmigen Gefühl im Bauch. Binnen weniger Minuten spürte ich, wie mein Blutdruck in die Höhe schnellte und mein Herz raste. Ich begann stark zu schwitzen und hatte das Gefühl, mir würde der Schädel platzen. Ein Schwindel zwang mich nieder. Für einen Moment überlegte ich, den Notarzt zu rufen, informierte dann jedoch eine Freundin, die Krankenschwester war und sofort zu mir kam. Später erfuhr ich, dass dies Symptome einer Überdosis Schilddrüsenhormone waren, die durchaus zu Schlaganfall und anderen Schockreaktionen hätte führen können. Innerhalb von zwei Wochen ebbten Schwindel und alle anderen Symptome der Überdosis allmählich ab.

Ich las bei meinen Recherchen auch von einer Autoimmunerkrankung der Schilddrüse, die immer mehr Frauen betrifft und mit einer Unterfunktion einhergeht. Die Erkrankung verläuft schleichend, beginnt mit Unterfunktion und ist schmerzfrei. Bildet die Schilddrüse dann Antikörper, kommen anfangs eigenartige, fast überfunktionsartige Symptome wie Durchfall, Gewichtsverlust, Schwäche und andere dazu. Die Betroffenen spüren nicht, wie sich ihre Schilddrüse selbst angreift und – wenn sie unbehandelt bleibt – zerstört.

Wie ich vermutete, hatte die Gynäkologin in der ersten Blutuntersuchung keine Antikörper testen lassen. Mich weiter passiv der Behandlung meiner Schilddrüsenerkrankung zu überlassen, kam für mich keinesfalls infrage. Ich suchte einen Facharzt für Hormonerkrankungen auf und sein neuerlicher Bluttest wies Antikörper nach – ich war an Hashimoto-Thyreoiditis erkrankt. Und das vermutlich bereits vor acht Jahren.

Mein Zusammenbruch des Verdauungssystems nach der Zahn-OP, die Schwäche und alles andere waren der Beginn der Autoimmunerkrankung gewesen. Schulmedizin wie Naturheilkunde hatten das übersehen. Doch auch der neue Hormonfacharzt verschlief nun etwas Wesentliches: In fast allen Lebensmitteln ist jodiertes Speisesalz enthalten, das die Schilddrüse anregt. Eine autoimmunkranke Schilddrüse, die gerade einen akuten Schub mit Antikörpern erleidet, wird mit dem Verzehr solcher Nahrung in ihrer Selbstzerstörung unterstützt. Auch das las ich in Ratgebern und in Erfahrungsberichten anderer Betroffener im Internet. Ich fragte nach der Ernährungsform bei Hashimoto, doch der Arzt hatte kein Interesse an solchen Zusammenhängen. Immerhin verordnete er mir die geringste Dosis Schilddrüsenhormone, die es gab. Doch ich war vorsichtig geworden und nahm die Hälfte der Tablette. Leider bewahrte mich auch diese Minimaldosis nicht vor Herzrasen und Schweißausbrüchen.

Im Laufe der ersten Therapiewoche stellten sich noch andere Nebenwirkungen ein: Mein Kurzzeitgedächtnis war praktisch bis mittags nicht mehr vorhanden und massive Konzentrationsstörungen gesellten sich dazu. Zudem entwickelte ich wiederkehrende grippale Infekte mit sehr hohem Fieber. Eine lange geplante Reise nach Borneo musste ich absagen.

Die Nebenwirkungen der Therapie waren massiv und brachten mich bei der Arbeit in Bedrängnis. Ich war faktisch den halben Tag nicht arbeitsfähig. Für eine Krankschreibung sei dies jedoch nicht ausreichend, so der Arzt. Er hatte Zweifel, dass diese Symptome mit der Schilddrüsentherapie zusammenhingen, und riet mir, bei einer Neurologin vorstellig zu werden, um mich auf Depressionen untersuchen zu lassen.

Ich konnte nur staunen, wie wenig Fachärzt:innen von dem wussten, was ihre eigenen Kolleg:innen in Ratgebern publizierten. Und wie sie ihre eigenen Patient:innen überhörten. Ja, meine Symptome waren vielfältig, doch an Depressionen litt ich nicht. Dafür brauchte es auch keine neurologische Untersuchung.

Ich vereinbarte einen mehrere Monate in der Zukunft liegenden Termin bei einer neuen Hormonfachärztin, einer Endokrinologin. In der Zwischenzeit steigerte ich die tägliche Dosis der Schilddrüsenhormone nach Therapieplan weiter. Während einer Thailandreise spürte ich dann ungekannte Nervosität und bekam leichten Durchfall. Ich kam nur schwer in den Schlaf und dieser war durchbrochen. Kaum erholt aus dem Urlaub zurück, recherchierte ich selbst und entdeckte, dass diese Symptome jenen einer Überfunktion der Schilddrüse ähnelten.

Obwohl ich von der Zieldosis noch weit entfernt war, hatte ich womöglich bereits eine Schilddrüsenüberfunktion. In Eigenregie reduzierte ich Hormondosis und konnte bereits am Tag danach wieder schlafen. Ich entspannte mich auch merklich. Wo wäre ich ohne das Internet und die Erfahrungsberichte anderer Menschen?, fragte ich mich damals. Alle wesentlichen Fakten zu meiner Schilddrüsenerkrankung erfuhr ich von Betroffenen und aus Ratgebern, nicht von meinen behandelnden Ärzt:innen.

Es brauchte über ein Jahr, bis ich meine individuelle Ziel- und Wohlfühldosis der Schilddrüsenhormone erreicht hatte. In dieser Zeit hatte ich sechs grippale Infekte mit hohem Fieber, zwei davon waren vermutlich die Schweinegrippe, denn sie gingen mit unerträglichen Kopfschmerzen einher. Doch langsam stellten sich auch positive Effekte der Schilddrüsenhormontherapie ein.

Mein allgemeines Krankheitsgefühl ging etwas zurück. Ich war nicht mehr dauererschöpft und fühlte mich emotional nicht mehr so überlagert. Meine Muskel- und Gelenkverhärtungen begannen sich zu lockern, ebenso meine Zahn- und Kieferentzündungen. Endlich ließen auch meine massiv gewordenen Menstruationsbeschwerden nach. Ich hatte den Eindruck, meine schwammig gewordene Haut war wieder klarer konturiert und nicht mehr so trocken. Die Darmbeschwerden aber blieben und die Neurodermitis auch.

Ich litt auch weiterhin an morgendlicher Amnesie und allgemeinem Konzentrationsverlust. Warum spielte mir mein Geist einen solchen Streich? Hatte das auch mit meiner Schilddrüsenerkrankung zu tun? Ich konnte und wollte mich nicht damit zufriedengeben, vergesslich und fahrig zu sein. Mit diesen Symptomen fand ich jedoch auch bei der neuen Hormonfachärztin kein Gegenüber. Sie erklärte mir, von Gedächtnisverlust und Konzentrationsstörungen hätte sie noch nie gehört.

Diesmal war ich vorbereitet, hatte recherchiert und meine Symptome in verschiedenen Foren für Schilddrüsenerkrankungen gefunden. Offenbar hingen sie mit einer Unfähigkeit der Schilddrüse zusammen, die Hormone zu resorbieren und angemessen weiterzuverarbeiten. Im Bluttest war der TSH-Wert dieser Patient:innen zwar normal, doch behielten sie etliche Symptome einer Unterfunktion bei, weil sie weiterhin unterversorgt waren – ein gefährlicher Irrtum der Therapie.

Mittlerweile war ich in der vierten Fachpraxis für Hormon- und Schilddrüsenerkrankungen in Behandlung. Das widersprach meiner Sehnsucht nach einer Ärztin, bei der ich bleiben konnte und der ich vertrauen wollte. Vielleicht gab es sie nicht? Vielleicht konnte ich nur Betroffenen und den Ratgebern, die ich las, vertrauen?

Es gab ein Präparat, das das Verarbeiten der Schilddrüsenhormone vereinfachte. Doch es war nur für Patient:innen verschreibungsfähig, wenn diese die von der Schulmedizin bereits beschriebenen Symptome aufwiesen. Ich war völlig entnervt. Ich fragte die Hormonärztin, ob sie tatsächlich glaube, dass ich nach siebzehn Jahren Suche auch nur eine weitere Minute Lebenszeit zu vergeuden hätte, um bei ihr Überzeugungsarbeit zu leisten. Zu lange war ich zu krank und zu allein gewesen, um mir jetzt wegen Schubladendenkens ein Medikament vorenthalten zu lassen. Ich wurde sehr deutlich und erinnere mich, dass ich etwas sagte wie: „Sie können sich jetzt die Symptome, die noch nicht in ihren Büchern stehen, notieren. Diese sind in Betroffenenforen zuhauf beschrieben und ich werde nicht die Letzte sein, die damit zu Ihnen kommt!“

Schließlich lenkte sie ein – ich bekam das Hormonpräparat und das, was ich vermutet hatte, trat ein. Binnen vierundzwanzig Stunden verschwanden mein vermindertes Konzentrationsvermögen, der Ausfall meines Kurzzeitgedächtnisses und auch die letzten Schmerzen am Bewegungsapparat. Ich atmete tief durch.

Vorerst hatte ich Ruhe und nach einer Weile wiesen die regelmäßig kontrollierten Blutwerte auch keine Antikörper mehr auf. Die rätselhaften, in der Zeit vor meiner Periode auftretenden Magenschmerzen und meine wiederholt restlos leer gefegten Eisenspeicher versuchte ich nicht allzu ernst zu nehmen. Vollständig ohne Beschwerden und Symptome zu sein war ohnehin eine Illusion, der ich nicht mehr nachjagte.

Ich genoss es, weniger Zeit und Energie für meine Krankheiten, mögliche Therapien und die Suche nach Ärzt:innen aufwenden zu müssen. Ich fühlte mich kräftig und stabil genug, wieder mit dem Rucksack Reisen nach Südostasien zu unternehmen und an Yogaseminaren teilzunehmen. Ich wagte sogar einen neuen beruflichen Entwurf und begann mein erstes Buch zu schreiben.

Und dann, nach langer Zeit des Alleinseins, verliebte ich mich in einen wunderbaren Mann. Kaum waren wir drei Monate zusammen, begann ich mich plötzlich zu verändern. Innerhalb weniger Wochen legte ich merklich an Gewicht zu, hatte verstärkt Darm- und Hautsymptome und wurde meines Liebesglücks zum Trotz pessimistisch und extrem gereizt. Das passte nicht dazu, dass ich frisch verliebt war. Beim Treppensteigen und Radfahren geriet ich außer Atem wie eine alte Frau und Schlaflosigkeit stellte sich ein. Als dann auch noch meine Brüste immer größer wurden, kam ich ins Grübeln. War ich etwa schwanger? Doch ich fühlte mich weniger in einer produktiven körperlichen Veränderung – ich fühlte mich sehr krank. Mittlerweile war auch meine Menstruation ungewöhnlich stark geworden und die Tage davor wurden wieder unerträglich. Fast zwei Wochen lang hatte ich PMS, bevor die Periode kam. Oder war das vielleicht der Beginn verfrühter Wechseljahre?

Es gab nur eine Möglichkeit, das herauszufinden. Nach vielen Jahren trat ich erstmals wieder den Gang zu einer Frauenärztin an. Sie lehnte es ab, einen Schwangerschaftstest zu machen oder meinen Hormonstatus im Hinblick auf mögliche Wechseljahre zu untersuchen – für Letzteres sei ich viel zu jung. Stattdessen bekam ich ein Antidepressiva-Angebot. Sie bot mir an, mir diese Psychopharmaka zu verschreiben, denn, so die Gynäkologin, meine übertriebenen Wutgefühle gehörten zu den Symptomen einer Depression. Ich lehnte ab und verließ fassungslos ihre Praxis.

Binnen weniger Tage eskalierten meine neuen Symptome weiter. Es gab Nächte, in denen ich gar keinen Schlaf mehr fand. Ich suchte eine Ärztin für Traditionelle Chinesische Medizin (TCM) auf. Sie ermittelte verschiedene Störungen und verordnete mir Kräutertees in Kombination und einen strikten Ernährungsplan, an dem ich kläglich scheiterte. Meine einst verlässliche Disziplin war verschwunden und ich konnte den Ernährungsplan nicht einhalten. Sogar meine geliebte Yogapraxis ließ ich schleifen.

Meine Reizbarkeit und Aggressionen nahmen weiter zu und plötzlich wurde ich auch noch weinerlich. Dabei weinte ich äußerst selten. Nun tat ich es beinahe täglich und es gesellten sich neuerlich massive Konzentrationsstörungen dazu. Durch den anhaltenden Schlafmangel unterhielt sich dieser Kreislauf selbst. Auch meine Haut veränderte sich zusehends. Ich bekam plötzlich wieder Pickel wie eine Fünfzehnjährige. Gleichzeitig war sie extrem trocken und es entwickelten sich sehr große Neurodermitis-Ekzeme. Am meisten aber setzten mir die psychischen Veränderungen zu, denn bei der Arbeit an meinem Buch konnte ich mich kaum noch konzentrieren. Schließlich entzündeten sich auch noch die Zehengelenke an beiden Füßen, sodass ich kaum noch auftreten konnte. Innerhalb von drei Monaten krankte es überall.

Als eine Freundin mir dann ein Buch über die natürliche Hormontherapie in die Hand drückte, lag es zwei Tage unberührt herum, bis ich mich überwinden konnte, es zu lesen. Es war ein Ratgeber für Menschen mit Hormonmangel. Da saß ich nun und erkannte bereits beim Überfliegen der ersten Seiten, dass meine neuen Symptome ohne Zweifel auf Hormonmangel hinwiesen. Das Einzige, was mir fehlte, waren Hitzewallungen. Und doch realisierte ich, dass ich in den Wechseljahren war – viele Jahre zu früh.

Mehr noch, offenbar litt ich bereits viele Jahrzehnte lang unter Hormonmangel. Vermutlich war ich damit geboren und hatte infolge dessen verschiedene

Erkrankungen entwickelt. Im Geiste zogen die letzten zwei Jahrzehnte mit ihren zahllosen Untersuchungen und Therapien an mir vorbei. All die kostbare Lebenszeit, alles Hoffen und Bangen, das ich investiert hatte, um einen Weg zur Heilung zu finden. Jetzt lag er vor mir und mir ging plötzlich auf, dass ich bereits seit einigen Jahren am richtigen Ort, im richtigen Sprechzimmer gesessen hatte.

Warum, fragte ich mich, wussten all die Fachärzt:innen für Hormonerkrankungen, die ich konsultiert hatte, nichts von diesen wichtigen Zusammenhängen? Der Ratgeber war bereits einige Jahre alt und die Autorin war Ärztin und Psychologin. Was sie beschrieb, mussten doch auch andere Diagnostiker:innen und Therapeut:innen wissen.

Bei der gründlichen Lektüre des Buches machte ich gleich mehrere Hormone ausfindig, bei denen ich einen chronischen Mangelzustand vermutete – allen voran Progesteron, ein sogenanntes Steroidhormon, das von der Schulmedizin vorwiegend in seiner Wirkung auf Fruchtbarkeit und Schwangerschaft betrachtet wird.

Ich erfuhr, dass Progesteron viel mehr sei, nämlich das stärkste natürliche Antidepressivum und Schmiere für alle Gelenke. Darüber hinaus sei körpereigenes Progesteron ein natürliches Schmerzmittel und, wenn es dauerhaft im Körper fehle, so las ich, stellten sich PMS, Autoimmunerkrankungen, Schlafstörungen und andere Beschwerden ein, ja sogar chronische Herzrhythmusstörungen. Bei Frauen mit angeborenem Progesteronmangel sorge dieser für einen verfrühten Eintritt in die Pubertät, für verfrühte Wechseljahre und viele verschiedene gesundheitliche Probleme.

Es klingelte in meinen Ohren. Nein, es schrillte, denn ich las mich. Eine gestörte Balance der Steroidhormone führe zu Gelenk- und Muskelversteifungen, Reizdarmsyndrom und vielen anderen Beschwerden. Die Liste der Symptome und Erkrankungen schien endlos und mehr als vertraut. Es war meine persönliche Liste, und als ich das begriff, war es um mich geschehen. Ich weinte bitterlich, bevor mich große Wut überkam. Als ich wieder denken konnte, suchte ich in Berlin nach einer Therapeutin für die Behandlung mit bioidentischen Hormonen.

Wenige Tage später besuchte ich eine Ärztin, die sich auf diese Therapie spezialisiert hatte. Am Ende des Erstgespräches vermutete sie genauso wie ich schweren Hormonmangel bei mir. Ein Labortest auf Speichelbasis gab dem jahrzehntealten Kind endlichen einen Namen: Meine Hormonwerte waren unterirdisch und glichen denen einer Hochbetagten.

Progesteron war nicht mehr vorhanden und auch Östradiol fehlte – ich befand mich nicht nur an der Schwelle zu den Wechseljahren, ich war mittendrin. Auch meine Testosteronwerte waren faktisch bei null und daneben zeigten die Nebennieren einen Mangel an DHEA. Meine Cortisolwerte waren katastrophal.

Es rauschte in meinem Kopf. All die Botenstoffe, die aufgelistet waren, befanden sich nicht nur in einem dramatischen Mangelzustand – sie wiesen ein erhebliches Ungleichgewicht zueinander auf. Auch der für die Bildung von Hormonen so wichtige Vitamin-D3-Spiegel war viel zu niedrig. Daneben bestand ein gravierendes Defizit an diversen anderen Nährstoffen: Meine Vitamin-B-Werte waren niedrig, Mineralien wie Magnesium, Calcium und auch Spurenelemente wie Eisen und Zink fehlten.

Dann ging alles ganz schnell. Ich hatte den Bedeutungsgehalt meines Hormonbefundes kaum begreifen können, da hielt ich bereits die natürlichen Hormoncremes in den Händen. Zusätzlich sollten homöopathische Globuli und Kräutertinkturen die Aufnahme der Hormone in meinem Körper fördern und die körpereigene Ausschüttung wieder anregen. Ich bekam außerdem Nahrungsergänzungsmittel mit allen Nährstoffen, die mir fehlten.

Am Anfang der Therapie zweifelte ich immer wieder an der Eindeutigkeit der Diagnose. Mein Verstand weigerte sich beharrlich, dem Desaster, das ein doppeltes war, ins Gesicht zu sehen: Über viele Jahre hatten Hormonfachärzt:innen die Symptome meines Hormonmangels schlicht übersehen. Und als wäre das nicht bereits folgenschwer genug, hatten sie noch dazu eine neue Behandlungsform, die Alternative zur risikobehafteten Hormonersatztherapie, verschlafen: die schonende Therapie auf Basis von bioidentischen Hormonen. Sie kannten die natürliche Hormontherapie nicht. Das war mehr als ein fataler medizinischer Tiefschlaf – das war komatöse Unwissenheit.

So hart mich diese Erkenntnis traf – es hatte wenig Sinn zurückzublicken. Ich wollte endlich gesund werden und nach vorn blicken. Sofern das nach all den Jahren hormoneller Unterversorgung überhaupt noch möglich war.

Die bioidentischen Hormone schlugen an. Wie von Geisterhand waren meine Symptome bereits nach drei Wochen Behandlung nahezu verschwunden. Alle. Anfangs wusste ich kaum, wohin mit mir. Ich war plötzlich wieder rosiger Stimmung und frei von Wut. Ich fühlte mich wohl, und das gänzlich ohne Schmerz. Mein Geist gehörte wieder mir. Ich machte mir Gedanken – sie wurden mir nicht länger biochemisch diktiert. Ich fühlte mich nicht länger wie aufgezogen und auch meine Konzentration gehörte wieder mir. Ich war wieder Herrin all meiner Sinne. Kein einziges Gelenk knirschte mehr und ich schlief wie ein Baby.

Wider Erwarten verließ mich meine nunmehr zwanzig Jahre währende Darmsymptomatik. Ich hatte keine kolikartigen Blähungen mehr – egal, was ich aß. Meine schuppig-entzündete Haut heilte, ich verlor an Gewicht, ich schnaufte nicht mehr beim Treppensteigen.

Meine Beschwerden verschwanden sehr schnell. Doch mir war mulmig zumute: Ging diese Wunderheilung mit rechten Dingen zu? Konnte ich mich daran freuen, oder war diese Besserung wieder nur eine vorübergehende? Mein Verstand hielt Sicherheitsabstand, lauerte auf das Absetzen der Hormone während meiner Menstruation. Da ich noch regelmäßig meine Periode bekam, waren hormonfreie Tage nötig, damit die Gebärmutterschleimhaut abbluten konnte.

Und tatsächlich fiel ich während der nächsten Periode binnen weniger Tage ohne Hormone vollends in alle alten Symptome zurück. Mich ergriff Panik. Ich hatte Angst, diese Therapie würde auch wieder nur an der Oberfläche kratzen. Vielleicht war es jetzt schon wieder vorbei mit meiner Symptomfreiheit? Die Ärztin versuchte mich zu beruhigen. Mein Körper und meine Psyche hätten sehr positiv auf die Hormongabe reagiert. Es würde jedoch ein ganzes Jahr dauern, bis die Botschaft der Hormone bis in die letzte Körperzelle vordringe und sich ihre Wirkung ganz entfalte. Mein Mangel sei so alt wie ich, es ginge darum, einundvierzig Jahre Ungleichgewicht auf ein gesundes und ausbalanciertes Hormonniveau umzustellen, also um die Feinabstimmung der einzelnen Hormone. Und um das Verhindern von Über- oder Unterdosierung. Ich versuchte ihr zu glauben und erinnerte mich noch sehr lebhaft an das mühselige Einschleichen der Schilddrüsenhormone.

Es wurde ein haariges erstes Jahr mit bioidentischen Hormonen. Ein Jahr, in dem ich wechseljahresbedingt immer wieder körpereigene Hormonrückgänge verzeichnete. Die Hormondosis musste immer wieder neu angepasst werden. So kam es mal zu Unter- oder Überversorgung mit entsprechenden Symptomen. Mal nahm ich zu viel Hormoncreme und mal zu wenig. Die Einnahme von Hormonkapseln war noch schwieriger, da sich diese nicht individuell dosieren ließen.

Meine Nebennieren sprachen sehr schnell auf die Therapie an, die Cortisolwerte normalisierten sich in wenigen Monaten, wie auch meine Schilddrüse, die anfangs stark reagierte. Es gab Wochen und Monate, da verfluchte ich meinen Hormonstoffwechsel, hätte am liebsten alles abgesetzt und wäre auf eine tropische Insel geflohen. Dann fiel mir wieder ein, dass die letzte Reise nach Thailand ein schlafloses Fiasko gewesen war, und cremte eisern weiter.

Stück um Stück verschwanden meine Beschwerden dauerhaft und ich näherte mich meinen individuellen Wohlfühlwerten. Zuerst verschwanden meine chronischen Schmerzen in der Muskulatur und den Gelenken. Auch die mysteriösen Entzündungen in meinen Zehen und Fußgelenken ebbten ab. Meine Haut wurde fester und vollständig ekzemfrei. Und ich schlief. Die Schlaflosigkeit und die durchbrochenen Nächte hatten mich viel Substanz gekostet und es erschien mir wie purer Luxus, nun die Nächte wieder durchschlafen zu können.

Meine Menstruation normalisierte sich, ebenso die geschwollenen Brüste und das PMS. Letzteres verschwand nicht ganz, hat heute jedoch ein gut verträgliches Ausmaß, das mich meinen Alltag normal bestreiten lässt. Meine Eisenwerte sind stabil. Das Spektakulärste jedoch ist die Heilung meiner jahrzehntelangen Darmbeschwerden. Der schmerzhafte Blähbauch ist verschwunden, die Verdauung vollkommen normal – nach mehr als zwanzig Jahren Suche!

Heute reichen mir zwei oder drei von den sechs Hormonen, die ich anfangs brauchte. Die Gefahr einer Hormonabhängigkeit besteht nicht, da meine körpereigene Hormonproduktion wie bei jedem Menschen mit zunehmendem Alter weiter abnimmt, damit wird auch der Bedarf rückläufig. Es kommt vielmehr auf den *balancierten* Rückgang der Hormone an.

Noch immer erscheint mir meine zurückgewonnene Lebensqualität unendlich groß. Für Menschen, die noch nie an einer chronischen Krankheit gelitten haben, mag das eigenartig klingen, denn für sie ist die Abwesenheit gesundheitlicher Beschwerden selbstverständlich. Mein Wohlbefinden war über viele Jahrzehnte stark beeinträchtigt. Äußerlich sah man es mir nicht immer an, doch im Laufe der Jahrzehnte war davon sogar immer wieder meine Arbeitsfähigkeit betroffen. Meine gesundheitlichen Beeinträchtigungen lenkten meine persönliche Lebensplanung und in der Folge nahm meine Biografie immer wieder einen unvorhersehbaren Verlauf und folgte in Teilen der Krankheit.

Doch inzwischen ist die Abwärtsspirale meiner chronischen Erkrankungen gebannt. Meine Empfänglichkeit für bestimmte Beschwerden wird mich immer begleiten, denn so bin ich geboren. Aber ich habe gelernt, wann ich handeln muss. Jetzt *weiß* ich, wann es die Hormonbalance ist, die nach meiner Aufmerksamkeit verlangt.

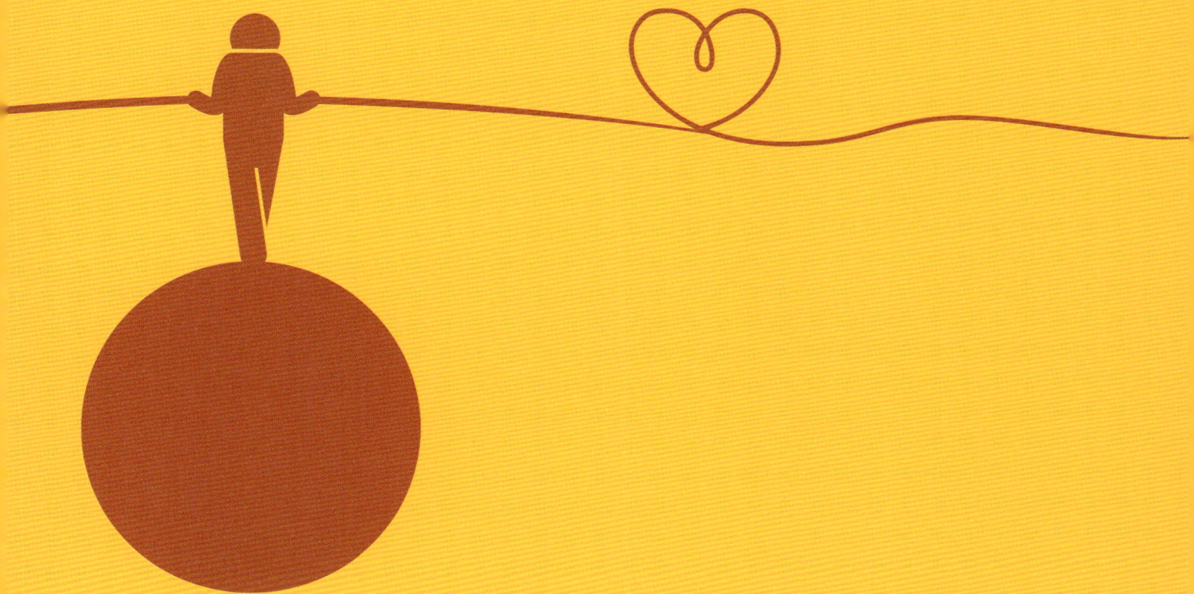

Die bioidentische Hormontherapie Was ist das?

Den Erzählenden und mir konnte, als der Hormonmangel entdeckt war und das Kind einen Namen hatte, eine Behandlung mit natürlichen Hormonen zu mehr Gesundheit und Wohlbefinden verhelfen. Im folgenden Kapitel erfahren Sie Wissenswertes über diese Therapie und darüber, wie Sie herausfinden, ob diese für Sie in Betracht kommt.

Natürliche Hormone versus molekular veränderte Hormone

Zu Unrecht haftet Hormonen bis heute ein schaler Beigeschmack an, den vor über zwanzig Jahren die fatalen Ergebnisse der Women's Health Initiative prägten. Die amerikanische Langzeitstudie kam zu dem Ergebnis, dass die Hormonersatztherapie auf Basis von molekular verändertem Stutenurin ein hohes Krebs- und Thromboserisiko und andere Nebenwirkungen mit sich bringt.

Anders die natürlichen, also bioidentischen Hormone. Ihre molekulare Struktur ist mit unseren Hormonen vollkommen identisch und deshalb sind diese Hormone äußerst wirksam und risikoarm. Natürliche Hormone werden auch als *körperidentische* oder *naturidentische* Hormone bezeichnet.

Mit ihnen steht eine verträgliche Therapiemethode zur Behandlung von Hormonmangel-Erkrankungen zur Verfügung. Leider wird die natürliche Hormontherapie jedoch bis heute von vielen Ärzt:innen verkannt. Sie wird mit der veralteten Hormonersatztherapie gleichgesetzt. Der große Irrtum liegt in der falschen Annahme, die therapeutische Wirkung und die unerwünschten Nebenwirkungen wären dieselben wie die der alten Hormonersatztherapie. Das Wirkspektrum der bioidentischen Hormone ist um ein Vielfaches größer als das der molekular veränderten Hormone – abgesehen vom geringen Risiko unerwünschter Nebenwirkungen.

Um das in Mitleidenschaft gezogene Image der Hormone aufzubessern, vermarktet die Pharmaindustrie ihre Hormonpräparate als „natürlich". Aber welche Hormonpräparate sind *natürlich*? Welche Präparate sind zu einhundert Prozent bioidentisch? Und ist *natürlich* mit *wirksam* gleichzusetzen?

Hormone mit dem größtmöglichen Wirkspektrum im menschlichen Körper sind – wie eingangs erwähnt – die bioidentischen Hormone. Sie sind exakte Kopien unserer körpereigenen Hormone. Obwohl die oben angeführte veraltete Hormonersatztherapie ausgedient hat, produziert die Pharmaindustrie weiterhin Hormonpräparate, die in ihrer chemischen Struktur verändert sind. Zwar basieren diese in Teilen auf bioidentischen Hormonen, doch ihre molekulare Ausgangsbasis ist aus einem bestimmten Grund geringfügig *abgewandelt*: Ein Präparat auf Basis eines aus der Natur stammenden Stoffs ist erst dann patentierbar, wenn dieser molekular verändert wurde.

Bioidentische Hormone sind nicht patentfähig. Nur das Verfahren zu ihrer Herstellung ist es, womit wesentlich weniger Gewinne erzielt werden können als mit molekular veränderten Präparaten.

Glücklicherweise haben sich einige hormonproduzierende Pharmaunternehmen inzwischen gänzlich auf die Herstellung von bioidentischen Hormonpräparaten spezialisiert. Sicher folgen sie damit auch dem immer lauter werdenden Ruf der unter Hormonmangel leidenden Menschen. Die Nachfrage nach einer Behandlung mit bioidentischen Hormonen wächst, denn immer mehr Menschen verlangen nach einer schonenden Therapie.

Umso mehr erstaunen jene Hormonpräparate am Markt, die beides, molekular veränderte Hormone *und* vollständig bioidentische Hormone, enthalten. Bei diesen Mischformen wird mit dem bioidentischen Hormonanteil, der natürlich ist, geworben und gleichzeitig ist die Patentierung möglich.

Unstrittig ist, dass ein Hormonpräparat immer zu einhundert Prozent bioidentisch sein sollte. Auf Nachfrage geben die Hersteller darüber Auskunft und die auf die Behandlung mit natürlichen Hormonen spezialisierten Ärzt:innen und Therapeut:innen wissen, welche Präparate zur Gänze bioidentisch sind.

Die Prinzipien der bioidentischen Hormontherapie

Am Anfang einer möglichen Behandlung mit bioidentischen Hormonen steht ein ausführliches Erstgespräch mit einer spezialisierten Ärztin oder Therapeutin, in dem Symptome und Beschwerden erfragt werden. Anschließend erfolgt die Bestimmung der Hormone im Labor – entweder im Blut oder im Speichel. Bei Frauen werden häufig die Geschlechtshormone Östradiol, Progesteron, DHEA, FSH, Testosteron und bei deutlichem Übergewicht auch die Schilddrüsenhormone TSH, T3 und T4 getestet. Bei bestehendem Zyklus der Frau erfolgt die Blutabnahme bestenfalls zwischen dem 18. und dem 22. Zyklustag. Bei Männern werden Testosteron, Progesteron, Östradiol und DHEA bestimmt.

In Kombination mit dem ermittelten Hormonspiegel liefert das Beschwerdebild einen umfassenden Blick auf den aktuellen Hormonstatus. Nun kann ein persönliches Therapiekonzept entwickelt werden. Die Rezeptierung erfolgt entweder als Creme zum Auftragen auf die Haut, in Kapsel- oder Tropfenform zur oralen Einnahme oder als Zäpfchen.

Woher stammen bioidentische Hormone?

Die heute verfügbaren natürlichen Hormone sind überwiegend pflanzlichen Ursprungs. Sie werden vor allem aus der mexikanischen Yamswurzel *Dioscorea composita* oder aus Soja und anderen hormonell wirksamen Pflanzen gewonnen. Bioidentische Hormone werden *synthetisiert*, was keineswegs bedeutet, dass sie künstlich sind. Synthetisierung steht für den Weiterverarbeitungsprozess: Die Ausgangspflanzen wie die mexikanische Yamswurzel werden im Labor *mikronisiert*, also feinst vermahlen, und dann zu Hormonpräparaten weiterverarbeitet.

Wann braucht ein Mensch bioidentische Hormone?

Die Ursachen für eine hormonelle Dysbalance sind so vielfältig wie die gesundheitlichen Probleme, die daraus erwachsen. Insbesondere in Lebensphasen mit hormonellen Umstellungen kann es zu einem behandlungswürdigen Hormonungleichgewicht kommen, beispielsweise beim Eintritt in die Pubertät oder im voranschreitenden Alter, in dem Frauen in die Menopause und Männer in die Andropause eintreten.

Grundsätzlich sind in jedem Alter hormonelle Schwankungen möglich. Bei jungen Menschen sind beispielsweise die Schilddrüsenunterfunktion oder die Hashimoto-Thyreoiditis, eine Autoimmunerkrankung dieses Organs, weit verbreitet, genauso wie die chronische Erschöpfung, die häufig von einer Nebennierenrinden-Insuffizienz, einer Hormonmangel-Erkrankung, begleitet wird.

Hormone sind Teamspieler und werden bereits in geringsten Dosierungen wirksam. Ihrem Verhältnis zueinander kommt deshalb eine besondere Bedeutung zu. Unbedachte Eingriffe in das Zusammenspiel der Botenstoffe können unerwünschte Folgen haben, weshalb die Selbstbehandlung mit hormonell wirksamen Präparaten nicht sinnvoll ist. Sowohl die Bestimmung des Hormonstatus als auch die Behandlung einer möglichen hormonellen Dysbalance gehören in die Hände von hierfür ausgebildeten Spezialist:innen.

Die Darreichungsformen: Tablette, Creme, Gel, Zäpfchen & Co.

Die transdermale Therapie

Hormoncremes oder -gels werden auf die Haut gerieben, zum Beispiel auf die Innenseiten der Oberschenkel oder Oberarme, die Innenseiten der Unterarme, oder auf die Scheidenschleimhaut oder die inneren Oberflächen der Schamlippen (transmukös oder transvaginal) aufgebracht. In Zäpfchen eingearbeitete Hormone wiederum werden rektal oder vaginal über die inneren Schleimhäute resorbiert.

Auf diese Weise verabreichte Hormone werden direkt in den Kapillarblutkreislauf und ins Gewebe aufgenommen, sie müssen nicht von der Leber verstoffwechselt werden. Die Botenstoffe gelangen rasch an ihren Bestimmungsort. Transdermal erzielen bereits geringe Hormondosen eine erstaunlich effektive therapeutische Wirkung. Die fettlöslichen Hormone 17ß-Östradiol, Östriol, Progesteron, Testosteron, Cortisol (= Hydrocortison), DHEA, Pregnenolon und Melatonin sind für die transdermale Hormontherapie geeignet.

Die orale Therapie

Die orale Therapie mit bioidentischen Hormonen ist eine der häufigsten Darreichungsformen. Sie ist umstritten und hat eindeutig Nachteile, denn der Verdauungstrakt und die Aktivierung der Leber verfälschen den natürlichen Stoffwechsel der Hormone.

Hormone passieren unser Verdauungssystem genauso wie Nahrung und Medikamente, die von unserem Körper „auf Herz und Nieren" geprüft werden. Sie müssen die hochwirksame Magensäure und die aufspaltenden Verdauungsenzyme überwinden. Wenn sie dann vom Dickdarm direkt zur Leber weitergeleitet werden, werden sie weiter verstoffwechselt. Häufig werden die Hormone sogar neutralisiert und von der eingenommenen Dosis gelangt nur ein sehr kleiner Anteil in seiner ursprünglichen Form ins Blut und von dort an seinen Bestimmungsort.

Bei der oralen Einnahme von Progesteron etwa bauen die Enzyme der Leber das Hormon in verschiedene Zwischenprodukte ab, sodass nur ein sehr geringer Teil des Ausgangsstoffes in den Blutkreislauf gelangt. Auf diesem langen Weg können bis zu 90 % der Hormone deaktiviert werden, bevor sie die Hormonrezeptoren erreichen. Deshalb ist bei oraler Anwendung eine erheblich höhere Dosierung nötig, um den gewünschten Hormonspiegel zu erreichen.

Anders ist es bei Lutschtabletten (Pastillen) und Tropfen, die unter die Zunge geträufelt werden (sublingual). Bei dieser Anwendung gilt es, die Wirksubstanz im Mund zu behalten, ohne sie zu schlucken. Die bioidentischen Hormone können so über die Mundschleimhaut direkt ins Blut gelangen. Mit einer normalen Speichelbildung setzt jedoch der Schluckreflex ein, weshalb mehr als die Hälfte dieser Hormone doch im Verdauungstrakt landen kann.

Welche Darreichungsform zur Anwendung kommt, wird individuell entschieden. Es gilt, so viele Hormone wie nötig zu ersetzen, aber so wenige wie möglich.

Ausblick

Im deutschsprachigen Raum verbreitet sich das Wissen um die gesundheitsfördernde Wirkung körpereigener Hormone nur langsam. In der Medizin werden unsere Botenstoffe bis heute im Wesentlichen im Zusammenhang mit Fruchtbarkeit und Sexualität wahrgenommen. Es ist wenig bekannt, dass beispielweise das körpereigene Progesteron den Schlaf fördert, wie ein natürliches Antidepressivum und Schmerzmittel wirkt, vor Alzheimer schützt und auf alle Körpersysteme wie etwa die Verdauung einen positiven Einfluss hat. Eigentlich ist der Umkehrschluss logisch: Ein Mangel an Progesteron hat gravierende Folgen für die Gesundheit und das Wohlbefinden, zum Beispiel Schlaf- und Herzrhythmusstörungen, chronische Schmerzen und Entzündungen, Depressionen, Reizdarm-Syndrom und vieles andere mehr.

Neben diesen unbekannten ursächlichen Zusammenhängen sehen manche Ärzt:innen in bioidentischen Hormonen noch immer dieselben Gefahren wie in der veralteten Hormonersatztherapie. Diese falsche Annahme fußt ebenfalls auf mangelndem Wissen, das bis weit in die Ausbildung von Ärzt:innen zurückreicht. Da die bioidentische Hormontherapie zu den sogenannten Naturheilverfahren zählt, findet sie weder in der medizinischen Ausbildung noch in den kostenlosen Fort- und Weiterbildungsangeboten der Pharmaindustrie Beachtung. Wenn also Ärzt:innen oder Therapeut:innen die natürliche Hormontherapie in ihr Behandlungsspektrum aufnehmen möchten, müssen sie sich auf eigene Initiative und auf eigene Kosten fortbilden.

In Ländern wie den USA, Frankreich oder Belgien ist die natürliche Hormontherapie bereits Standard. Hierzulande behindert das lückenhafte Verständnis von Hormongesundheit die Etablierung, und auch die gesetzlichen Krankenkassen halten sich noch damit zurück, alle Darreichungsformen der bioidentischen Hormone in ihren verschreibungsfähigen Medikamentenkatalog aufzunehmen.

Das Thema Hormongesundheit ist dennoch in aller Munde – vor allem bei den Betroffenen. Die Botschaft der natürlichen Hormone verbreitet sich allen Hindernissen zum Trotz, weil immer mehr Menschen um die Wirkung ihrer körpereigenen Botenstoffe wissen. Wenn es ihnen an diesen mangelt, wünschen sie eine natürliche Behandlung. Mit dieser rasant wachsenden Nachfrage sehen sich Ärzt:innen konfrontiert.

Heute ist die natürliche Hormontherapie nicht mehr aufzuhalten und längst zu einem Selbstläufer geworden. Dieser schonenden und äußerst wirksamen Behandlung gehört die Zukunft. Jede einzelne Nachfrage nach dieser Therapiemethode hilft, sie weiter zu verbreiten, und wir alle, die nächste Generation von Betroffenen, sind gemeinsam mit unseren Ärzt:innen und Therapeut:innen Teil dieses Wandels.

Wer anderen etwas vorgedacht,
wird jahrelang erst ausgelacht.
Begreift man die Entdeckung endlich,
so nennt sie jeder selbstverständlich.

Wilhelm Busch

Danksagung

Aus der Idee, ein Buch über die vielen verschiedenen Gesichter von Hormonmangel zu schreiben, ist Wirklichkeit geworden. Mein herzlichster Dank gilt den Betroffenen, die so vertrauensvoll und mutig waren, ihre individuellen Geschichten beizusteuern. Während des Schreibens war mir der kontinuierliche Dialog mit ihnen eine große Inspiration.

Von dem leider im November 2022 unerwartet verstorbenen Dr. med. Friedrich Douwes, einem der renommiertesten Experten seines Fachs, lernte ich sehr viel Neues über Hormongesundheit. Seine medizinischen Grundlagen zum Thema vervollständigen dieses Buch und ich danke ihm sehr dafür. Gleiches gilt für die persönlichen Beiträge von Dr. med. Hanna Lutz-Süchting und Dr. med. dent. Andreas Übel. Ihnen beiden gilt ein großes Dankeschön.

Meine Freundin und Kollegin Dr. P. H. Gudrun Thielking-Wagner, M. A. schrieb das engagierte Geleitwort, woran ich mich sehr freue. Auch von der Unterstützung von Dr. med. Kristin Rachel Mühlberger profitierte das Buch. Ebenso von dem professionellen Blick meiner Autorenkollegin Daniela Fiebig, die mir wertvolle Anregungen gab. Großer Dank gilt auch dem Team vom facultas Universitätsverlag, Edition maudrich, insbesondere Dr. Sigrid Neulinger und Daniela Neundlinger-Schalleschak sowie der Lektorin Katharina Schindl, die aufmerksam und mit vielen Ideen die Veröffentlichung dieses Buches ermöglicht haben.

Ganz besonders danke ich meiner Familie, die mich im Schreiben bestärkte und immer wieder daran erinnerte, dass es Menschen gibt, die an Hormonmangel leiden und es (noch) nicht wissen. Ihnen ist dieses Buch gewidmet.

Anhang

Begriffserklärungen

17ß-Östradiol: weibliches Sexualhormon, gehört zu den Östrogenen

Abort: Fehlgeburt

ADHS: Aufmerksamkeitsdefizit-Hyperaktivitätsstörung

Adipositas: sehr starkes Übergewicht

Adrenalin: Stresshormon

Akne: Hauterkrankung, die besonders in der Pubertät auftritt

Akupunktur: Heilverfahren, bei dem feine Nadeln in bestimmte Körperpunkte gestochen werden, um den Energiefluss anzuregen

Anämie: Blutarmut

Androgene: männliche Sexualhormone

Andropause: männliche Wechseljahre

Aromatase: wichtiges Enzym im Testosteron-Stoffwechsel

Arteriosklerose: Gefäßerkrankung, bei der sich Arterien durch Ablagerungen verhärten und verengen

Autoimmunerkrankung: Erkrankung, bei der das Immunsystem körpereigene Strukturen angreift

Bromealin: Ananasenzym

Chronic-Fatigue-Syndrom (CFS): chronisches Erschöpfungssyndrom; Erkrankung, die zu anhaltender und schwerer Erschöpfung führt

Cortisol: Stresshormon, das in der Nebennierenrinde produziert wird

Cortison: synthetisches Steroid des Nebennierenrindenhormons Cortisol

Cranio-Sacral-Therapie: alternativmedizinische Behandlungsform; manuelles Verfahren, bei dem vorwiegend Handgriffe im Bereich des Schädels eingesetzt werden

DHEA: Dehydroepiandrosteron, Vorläufer sowohl für männliche als auch für weibliche Hormone

Diabetes mellitus: Erkrankung des Stoffwechsels, „Zuckerkrankheit"

diuretisch: die Wasserausscheidung fördernd und Wassereinlagerungen entgegenwirkend

Dysmenorrhoe: schmerzhafte Regelblutung

Ekzem: Hauterkrankung

endokrin: auf das Hormonsystem bezogen

Endometriose: gutartige, aber schmerzhafte Erkrankung der Gebärmutter

Epilepsie: Fallsucht, Krampfanfall, Funktionsstörung des Gehirns

Fibromyalgie: chronische Schmerzerkrankung, Faser-Muskel-Schmerzen

Furunkulose: wiederholte bzw. chronische Entzündungen eines oder mehrerer Haarfollikel

Gestagen: Gelbkörperhormon, Schwangerschaftshormon

Gliadinintoleranz: Unverträglichkeit von Eiweiß in Weizen- und Roggenkörnern

Glutenintoleranz: Unverträglichkeit von Eiweiß in bestimmten Getreidesorten (vor allem Weizen)

Hashimoto-Thyreoiditis: Autoimmunerkrankung, die mit einer Unterfunktion der Schilddrüse einhergeht (umgangssprachlich oft kurz „Hashimoto" genannt)

HDL-Cholesterin: „gutes" Cholesterin

Human Growth Hormone (HGH): menschliches Wachstumshormon

Hydrocortison: Hormon, das in der Nebennierenrinde aus Cholesterin gebildet wird

Hyperlipidämie: erhöhte Blutfette

Hyperurikämie: erhöhter Harnsäurespiegel im Blut

Hypophyse: Hirnanhangdrüse

Hypothalamus: Teil des Gehirns, Steuerzentrum des vegetativen Nervensystems

Ichthyose: Erkrankung, bei der es zur schuppigen Ablösung der Haut kommt

Impetigo: ansteckender Hautausschlag

Infertilität: Unfruchtbarkeit

Insulin: Hormon der Bauchspeicheldrüse, das Stoffwechselreaktionen beeinflusst und den Blutzuckerspiegel senkt

Insulinresistenz: Stoffwechselstörung, bei der die Körperzellen nicht mehr ausreichend auf Insulin reagieren

Isoflavone: in Nahrungsmitteln wie Hülsenfrüchten enthaltene Stoffe, die den im menschlichen Körper vorhandenen Östrogenen ähnlich sind

koronare Herzkrankheit: Erkrankung der Herzkranzgefäße

Laktoseintoleranz: Milchzucker-Unverträglichkeit

LDL-Cholesterin: „schlechtes" Cholesterin

Lignane: in Nahrungsmitteln wie Hülsenfrüchten enthaltene Stoffe, die im menschlichen Körper eine ähnliche Wirkung haben wie das Hormon Östrogen

Lupus erythematodes: Autoimmunerkrankung, Schmetterlingsflechte, Schmetterlingskrankheit

Mastopathie: gutartige Drüsengewebsveränderung der Brust

Melatonin: Hormon, das an der Regulation des Tag-Nacht-Rhythmus beteiligt ist, „Schlafhormon"

Menarche: erste Regelblutung

Menopause: Zeitpunkt der letzten Menstruation

Menorrhagie: zu starke und zu lange Regelblutung

Metabolisches Syndrom: das gemeinsame Auftreten bestimmter Symptome oder Erkrankungen, wie Übergewicht, Bluthochdruck sowie Zucker- und Fettstoffwechselstörungen

Migräne: anfallsartiger Kopfschmerz

mikronisieren: Partikel durch Vermahlung verkleinern

Morbus Alzheimer: unheilbare Störung des Gehirns, häufigste Form von Demenz

Morbus Crohn: chronisch-entzündliche Darmerkrankung

Multiple Sklerose: chronisch-entzündliche neurologische Autoimmunerkrankung mit sehr unterschiedlichen Verlaufsformen

Myom: gutartiger Muskeltumor

Myxödem: Auftreibung und Schwellung der Unterhaut

Nebennierenrinden-Insuffizienz: Unterfunktion der Nebennierenrinde, durch die es zu einem Mangel an Hormonen kommt

Nebennierenschwäche: s. Nebennierenrinden-Insuffizienz

neurodegenerativ: den Verfall des Nervensystems betreffend

Neurodermitis: Hauterkrankung, bei der sich die Haut entzündet und stark juckt

Neurohormone: Hormone, die von Nervenzellen (Neuronen) gebildet und in die Blutbahn abgegeben werden

neuroprotektiv: Nervenzellen schützend

Osteoporose: Erkrankung, bei der die Knochen porös werden und leicht brechen; Knochenschwund

osteoprotektiv: die Knochen schützend

Östradiol: das wichtigste aller Östrogene, löst die Pubertät aus und bewirkt die Geschlechtsreife der Frau; Langzeithormon (wird nur in kleinen Mengen im Körper gebildet)

Östriol: Östrogen, das die Schleimhäute unterstützt und die Blase gesund hält

Östrogendominanz: Östrogenüberschuss, der auftritt, wenn der Progesteronwert zu niedrig ist; geht immer mit gesundheitlichen Störungen einher

Östrogene: weibliche Sexualhormone

Östrogentäler: plötzliche und rapide Östrogenverluste während der weiblichen Wechseljahre

Östron: wichtigstes Geschlechtshormon in der Postmenopause der Frau

Ovarien: Eierstöcke

Parabene: Konservierungsstoffe in Körperpflegeprodukten

Parkinson (Morbus Parkinson): Schüttelkrankheit, Erkrankung des Zentralnervensystems

Phtalate: Weichmacher

PMS: prämenstruelles Syndrom; körperliche und psychische Beschwerden vor der Regelblutung

Pregnenolon: „Mutter aller Steroidhormone", Ausgangsstoff für fast alle anderen Steroidhormone – wie DHEA, Progesteron, Testosteron, Östrogen und Cortisol

Progestagene: synthetische, molekular veränderte Gestagene, die in der Hormonersatztherapie verwendet werden

Progesteron: wichtiges Hormon, das sowohl im männlichen als auch im weiblichen Körper gebildet wird

Progestine: synthetische, molekular veränderte Gestagene, die in der Hormonersatztherapie verwendet werden

Prohormon: Vorstufe eines Hormons

Psoriasis: Erkrankung der Haut, Schuppenflechte

psychosomatisch: die Verbindung zwischen dem seelischen und dem körperlichen Wohlbefinden, die sich gegenseitig beeinflussen, betreffend

Reizdarm: Funktionsstörung des Darms, für die sich oft keine eindeutige Ursache finden lässt

Restless-Legs-Syndrom (RLS): chronische neurologische Erkrankung, Syndrom der „unruhigen Beine"

rheumatoide Arthritis: entzündliche Gelenkerkrankung

Steroide: Fette (Lipide), welche sich eine Grundstruktur (Steroid-Gerüst) teilen

Steroidhormone: Steroide, welche als Hormone fungieren

sublingual: unter der Zunge

Testosteron: wichtiges Sexualhormon; es kommt zwar bei beiden Geschlechtern vor, unterscheidet sich aber in Konzentration und Wirkungsweise

Thyroxin: Hormon, das in der Schilddrüse gebildet wird

transdermal: über die Haut

transmukös: über die Schleimhaut

transvaginal: durch die Scheide

Xenoöstrogene: Stoffe und Chemikalien in unserem Umfeld, die auf unser Hormonsystem einwirken (auch endokrine Disruptoren genannt)

Therapeut:innen und Ärzt:innen für natürliche Hormontherapie

In Deutschland, Österreich und der Schweiz:

https://www.hormony.de/therapeut-finden.html

https://www.vakverlag.de/vak_download/PLZ_Liste_bioident_Hormone.pdf

https://www.therapeuten.de/therapien/natuerliche_hormontherapie.htm

http://www.hormon-netzwerk.de/therapeutenliste/

https://dr-scheuernstuhl.de/therapeutinnen/

https://hormon-netzwerk.at/

Weiterführende Literatur

Natürliche Hormontherapie und Gesundheitsförderung

Thomas Beck (2016): *Natürliche Hormone. Mehr Gesundheit und Lebensfreude durch einen ausgeglichenen Hormonhaushalt. Die Rimkus®-Methode.* Südwest.

Leveke Brakebusch & Armin Heufelder (2016): *Leben mit Hashimoto-Thyreoiditis: Ein Ratgeber.* 7. Auflage. W. Zuckschwerdt.

Friedrich Douwes (2017): *Hirnalterung. Und was man dagegen tun kann. Gehirndoping für eine bessere Konzentration, Stimmung, Motivation, Vitalität und für ein besseres Gedächtnis.* Clinicum St. Georg.

Friedrich Douwes & Brigitte von Hattem (2017): *Nährstoffe. Bausteine für ein gesundes Leben.* Der Ratgeberverlag.

Günther H. Heppen (2013): *Hormone natürlich regulieren.* 9. Auflage. Gräfe und Unzer.

John R. Lee (2014): *Natürliches Progesteron. Ein bemerkenswertes Hormon.* 6. Auflage. AKSE.

John R. Lee & David Zava (2002): *What Your Doctor May Not Tell You About Breast Cancer. How Hormone Balance May Save Your Life.* Harper Collins.

Michael Platt (2013): *Die Hormonrevolution. Spektakuläre Behandlungserfolge mit bioidentischen Hormonen.* 9. Auflage. VAK.

Volker Rimkus (2014): *Die Rimkus-Methode: Eine natürliche Hormonersatztherapie für den Mann.* 3. Auflage. Mainz G.

Volker Rimkus (2017): *Wechseljahre. Ein behandelbares Schicksal. Die Methode Rimkus: Eine natürliche Behandlung mit bioidentischen Hormonen.* 2. Auflage. Mainz G.

Alexander Römmler (2013): *Die Wahrheit über Hormone. Wie Hormone richtig eingesetzt werden und wann sie schaden. Die wichtigsten Therapien für die Wechseljahre.* 5. Auflage. Südwest.

Beth Rosenshein (2014): *Wechseljahre? Nein danke! Wie Sie die Menopause risikofrei mit bioidentischen Hormonen vermeiden und rückgängig machen können.* 4. Auflage. VAK.

Annelie Scheuernstuhl & Anne Hild (2017): *Natürliche Hormontherapie. Alles Wissenswerte über Hormone, die Ihre Gesundheit ins Gleichgewicht bringen.* 15. Auflage. Aurum.

Joachim Strienz (2012): *Naturidentische Hormone Die neue Hormontherapie. Ein Ratgeber für Patienten.* W. Zuckschwerdt.

Joachim Strienz (2014): *Schilddrüsenunterfunktion. Besser auf die Symptome achten! Ein Ratgeber für Patienten.* W. Zuckschwerdt.

Joachim Strienz (2015): *Nebennierenunterfunktion. Stress stört die Hormon-Balance.* 2. Auflage. W. Zuckschwerdt.

Teresa S. Wiley, Julie Taguchi & Bent Formby (2003): *Sex, Lies, and Menopause. The Shocking Truth About Synthetic Hormones and the Benefits of Natural Alternatives.* Harper Collins.

Links

Kongressvideo Dr. med. Friedrich R. Douwes:
Vital durch bioidentische Hormone:
https://www.youtube.com/watch?v=IBqB0_ZUFXw

Informationsservice natürliches Progesteron:
http://www.npis.info

Stichwortverzeichnis